直面传染病

——影响人类的33种常见传染病

［日］今村显史　主编

陈宝剑　译

冯　勇　校订

中国科学技术出版社
·北　京·

前言

　　我们的一生都和细菌、病毒等微生物一起生活。

　　自出生开始，我们生活的周围就会有各种各样的病原体。婴儿有来自母体的抗体的保护，得以健康地成长。但是没过多久，这些抗体就会离开他们。之后，孩子们会慢慢地染上传染病，也会因此获得免疫力，这些免疫力会保护他们健康成长。孩子们也由此开始了漫长的成长之旅。

　　我们的生活环境中有很多细菌，而我们的身体中也有许多"常驻菌"。正是因为有"常驻菌"的保护，我们才可以有效地防止致病性很高的细菌的侵染。我们的皮肤上也有很多细菌，甚至我们的口腔内、肠道中都"住"满了细菌。这些细菌和我们互利共生，共同守护我们的健康。

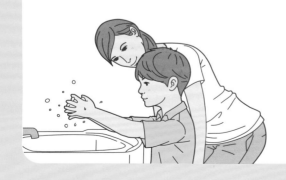

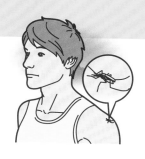

　　然而，在生活中有很多让我们痛苦不堪，甚至夺走我们生命的传染病，如甲型 H1N1 新型流感、埃博拉出血热和中东呼吸综合征等。近年来，新型传染病不断暴发，并在全世界流行：伴随着季节出现的传染病，由饮食引起的传染病，与动物相关的传染病，由性行为引起的传染病，还有不断出现的新型传染病。总之，我们的生活中有各种各样的传染病。

　　正确认识传染病，掌握与传染病的"相处"之道，是非常重要的。如果本书能让大家正确认识传染病，笔者将倍感荣幸。

日本都立驹込医院癌症、传染病中心

传染病科主任

今村显史

本书的特色

特色一

本书挑选了常见的传染病

严选了大家应该知道的传染病进行解说。

特色二

本书详细解说了传染病的发病原因、症状及预防方法

详细解说了传染病的基本信息以及疾病等相关内容。

传染病的解说方法

每一种传染病的解说都由疾病名、传染病数据、关注度和照片组成。

疾病名

疾病名部分介绍传染病的正式疾病名，本书按照五十音图的顺序介绍。

很快会自然痊愈。但是老年人感染后需要住院治疗，其致死率和流感差不多（表2）。

05

RSV 传染病

几乎100%的人都曾经感染过的常见性疾病，大人和年长儿童要注意不要传染给婴幼儿。

传染病数据

| RSV 病毒 |
| 传染途径 |
| 飞沫传染、接触传染 |
| 潜伏期 |
| 2～8 天 |
| 发热、流鼻涕、头痛、咽喉痛、有痰的感冒等 |
| 关注度 |

所有人都多次感染的传染病，婴儿要特别注意

呼吸道合胞病毒（respiratory syncytial virus，RSV）分布在世界各地。从出生后到1岁，会有一半的婴儿出现第一次感染，到2岁几乎100%的婴幼儿都会感染。可是，即使感染过一次，如果无法获得有效的抗体，一生中也会屡次出现再感染、再次感染的情况，这就是RSV病毒的最大特点。

潜伏期后，会出现发热、流鼻涕等与感冒相似的症状。多数情况下，2～3天会自然痊愈。在第一次感染的婴儿中，将近3成的感染者会出现咳嗽恶化、喘鸣（呼吸时气管发出呼噜呼噜的响声）和呼吸困难等症状。更有甚者，出生后未满6个月的婴儿、低出生体重儿、心脏和肺患有基础疾病且有免疫缺陷的婴幼儿，出现病情严重化的风险很高。还有可能会出现无呼吸症状、急性脑炎和肺炎等严重并发症，所以要格外小心。

老年人也要注意。通常，如果成人再感染，最多出现鼻塞等症状，

表2　成人中高要住院治疗吃 RSV 病毒感染者和流感患者的比较

项目	RSV 传染病	流感
平均年龄	75～76 岁	74～76 岁
感染肺炎的概率	31%～42%	30%～36%
短期致死率	8%～9%	7%～8%
慢性呼吸系统疾病并发率	35%～58%	24%～55%
呼吸机使用率	11%～13%	6%～10%

注：参照日本国立传染病研究所的数据制作而成。

RSV 传染病比流感更可怕

对儿童群体而言，每年秋季一次年秋季流行的代表性传染病有RSV传染病、流感和轮状病毒感染3种（图38）。其中，流感需要确认是否每年流行，也有很多人通过接种疫苗预防流感，所以在人群中有很高的关注度。而RSV传染病几乎不被人们所了解，这是不争的事实。因为成人和年长儿童的感染症状较轻微且很快能被治愈，所以比不被人们了解也能理解。

虽然RSV病毒的传染力很强，但是目前除了用于治疗儿童免疫缺陷的药，并没有其他有效的治疗药和疫苗。在日本几乎没有由轮状病毒引发的婴幼儿死亡情况，而RSV传染病比流感的致死率高。另外，流感有的时候也不会出现高烧的症状，因此不容易被察觉。如果儿童出现

RSV传染病	夏季末～冬季
流感	秋季～冬季
轮状病毒传染病	冬季～次年春季

图38　3种传染病流行的季节

传染病数据

传染途径、传染病数据部分介绍病原体、传染途径、潜伏期（仅介绍有潜伏期的疾病）和主要症状等基本信息。

关注度

关注度部分以1～5个层级进行标记（分别以1～5个！表示）。1层级的关注度低，5层级的关注度高。

本书使用的图表、插图等简单易懂

　　为了更好地帮助读者理解内容，本书使用了较多的图表、插图等。

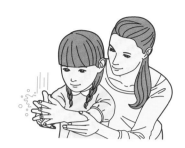

图表

图表以公共机构等发布的数据为基础制作而成，供读者阅读时参考。

紫癜、溶血性贫血、黄疸、间质性肺炎和髓膜脑炎等症状。

接种疫苗可以预防先天性风疹综合征

　　1965 年，冲绳暴发风疹，患有先天性风疹综合征的儿童有 408 人。截至 2014 年 10 月 20 日，2013 年的大流行中，共报告有 41 人患有先天性风疹综合征。也许还有更多。毕竟耳背等症状在婴儿出生后不会立即表现出来。此外，还有的孕妇是不易性感染者，没有意识到自己已经感染，从而在政府调查的过程中，漏报了自己家孩子患有先天性风疹综合征的情况。

　　2014 年 10 月 20 日的调查报告显示，在 41 个患有先天性风疹综合征的婴儿母亲中，有 13 人未曾接种过疫苗，有 19 人回答不详（图123）。预防风疹的<u>疫苗免疫不需怀孕后注射</u>。即使过去接种过，只接种 1 次并不能产生有效的抗体，而且随着年龄的增长，抵抗力会降低。要预防先天性风疹综合征，<u>怀孕前的女性、丈夫和家庭中的成年男性都必须要事先接种疫苗</u>（图 124 ）。

图 123　患有先天性风疹综合征的婴儿母亲的疫苗接种情况（2013 年～2014 年 10 月 20 日）
注：参照日本国立传染病研究所传染病发生动向调查通报的数据制作而成。

- 接种过疫苗者 9人
- 是否接种过疫苗不详者 19 人
- 共计 41人
- 没有接种过疫苗者 13 人

　　日本厚生劳动省把 2020 年定为风疹消除年。所谓风疹消除是指没有风疹流行的状态。为了早一天实现这个

图 124　接种疫苗

目标，没有接种过风疹疫苗的人、对自己过去是否患过风疹记忆模糊的人都要接种风疹疫苗。

复习吧

1. 由于未接种疫苗，近年来成人患者增加。
2. 孕妇的感染会影响胎儿。
3. 怀孕前的女性和成年男性都要积极接种疫苗。

彩色字

关键词以及重要的事项用彩色字标记。

照片

照片部分用于补充解说。

复习吧

复习吧主要是针对疾病的重要事项、要点等的总结，以便读者更好地复习。

出版者的话

　　细菌、病毒等微生物在地球上出现的时间，远比人类要早得多。历史上，人类曾经遭受过无数次疫情的折磨和伤害，人类的发展史也是一部与传染病作艰苦斗争的历史。尽管随着科技的飞速发展，抗生素的应用也挽救了无数原本无可救药的细菌感染者，可是我们弄懂生命的遗传物质——DNA 的双螺旋结构，也不过才 70 年。关于生命、微生物以及微生物对人类的影响，我们还知之甚少。近年来，飞机、高铁、网络等现代工具飞速发展，带动了全球人口的大范围高速流动，同时也给病毒、细菌等病原体的扩散和传播提供了载体。一波接一波不断改头换面的流感病毒，以及进入 21 世纪以来不断"推陈出新"且破坏力越来越大的冠状病毒，都在强烈提示：小范围的疫病流行越来越容易变成全球范围的大流行。

　　社会与经济发展需要开放和交流，因此开放交流与疫病防控之间的平衡是人类必须直面的棘手问题。了解一定的传染病基础知识和防范技能，可能将成为我们每个人的必修课。鉴于此，中国科学技术出版社引进了日本病毒学家今村显史的《直面传染病——影响人类的 33 种常见传染病》一书。

　　本书介绍了在人类历史上，对人类造成重大影响的 33 种"常见"传染病。"常见"体现了这些传染病对人类有着实实在在的较大威胁，人类遭遇这些传染病的风险和频率相对较高！其实，现已知的、对人致病的微生物远不止这 33 种，而那些相对"罕见"的、威胁较小的传染病，此书没有提及。"常见"的传染病，除了大家比较熟悉的艾滋病、流感、肝炎、结核病、天花、水痘、梅毒、疟疾、白癣等，也有一些相对"生僻"，但也常常引起不小麻烦的溶血性链球菌、诺如病毒、绦虫病等。本书介绍的 33 种传染病，涉及细菌、病毒、寄生虫、螺旋体等，向读者充分展示了对人致病的几类常见的重要病原体类型及代表。

本书具有强烈的"日本味儿"。想必作者最初设定的读者是以日本民众为主，传染病的选择也以"日本常见"为主（其实与中国大部分相似）。一些名词与我国学者常用的名词有一定的差异，例如，"剧症化"可能在中国会变成"急性"和"重症"两个词汇。作者介绍了每一种传染病的病原体、症状和预防方法，也介绍了这些传染病在日本的流行形势（即对民众的威胁程度）。我读的时候，有点像在听一位日本医学教授给民众讲课，可以感受到作者的耐心、诚恳、认真、负责。这一点非常值得我学习。

当然，根据文中的数据和提到的年份，我们不难判断，作者写这本书是在 2015 年前后，之后发生的"大事件"没有在这本书里呈现。不过即使写在几年前，本书强调的"常见"传染病威胁以及预防方法，至今依然非常有用。

希望读者通过阅读本书，能够充分了解常见的 33 种传染病，掌握一定的传染病知识和防护技能，在面对突如其来的疫情时，可以做到科学防护，安心应对。

武汉大学

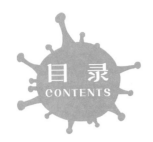

目 录
CONTENTS

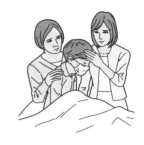

第一部分

传染病的基础知识

01 病原体的种类及传播机制……2

02 传染途径——病原体如何侵入人体……7

03 输入性传染病的恐怖之处与防护要点……10

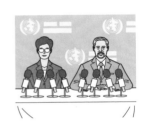

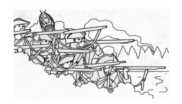

04 传染病的历史……13

05 传染病年表……21

06 世界三大传染病……23

第二部分

近年来引起人们关注的传染病

01 埃博拉出血热……26

02 登革热……32

03 发热伴血小板减少综合征……35

04 中东呼吸综合征……38

第二部分

你该知道的主要传染病

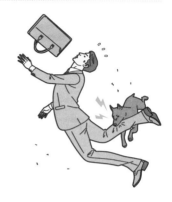

05 RSV 传染病……44

06 流感……47

07 病毒性肝炎……53

08 艾滋病……61

09 狂犬病……67

10~11 蛲虫病和其他寄生虫传染病……73

12 急性重症溶血性链球菌传染病……80

13 结核病……87

14 食物中毒（肠道出血性大肠杆菌 O157）……93

15~17 食物中毒（弯曲杆菌、沙门氏菌、韦氏梭状芽孢杆菌）……99

18 虱子……105

19 单纯疱疹病毒感染……111

20 天花……117

21~23 夏季感冒（咽结膜炎、手足口病和疱疹性咽峡炎）……120

24 诺如病毒传染病……126

25 麻疹……132

26 风疹……138

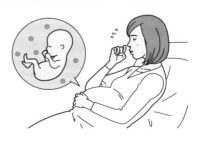

27 肉毒杆菌症……144

28 疟疾……147

29 水痘……152

30 白癣……158

31 传染性红斑……164

32 轮状病毒感染……167

33 梅毒……170

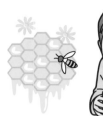
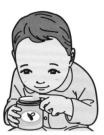

附录 1

如何保护自己不被传染

01 守护人类健康的"常驻菌"……174

02 咳嗽礼仪与口罩的正确佩戴方法……177

03 你会正确洗手吗……180

附录 11

传染病分类与数据

01 传染病法中的传染病分类……186

02 传染病数据一览表……190

03 参考文献……195

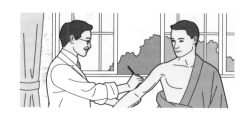

第一部分

传染病的基础知识

本部分主要介绍大家应该知道的传染病的基础知识：从传染病的发病原因、传染机制到传染病的历史

01

病原体的种类及传播机制

本部分主要介绍引发传染病的病原体及其传播机制。

病原微生物、寄生虫等引发的传染病

所谓传染病是指由感染病原体所引发的疾病。大多数病原体是指细菌、病毒和真菌（霉菌）等肉眼不可见的微生物。另外，能长好几米长的寄生虫也会引发传染病（图1）。

病原体生活在大气、水和土壤等人类赖以生存的环境中，它们的数量不计其数，所以任何人都有可能感染。实际上，我们都曾患过的感冒，就是由鼻病毒、腺病毒等引发的传染病。说到"传染病"，或许给人的感觉是不太熟悉，但是像流感等极易成为话题的疾病也是传染病。

如果只是病原体感染的话，并不会引发传染病。引发传染病，必须要满足三大要素：传染源、传染途径、易感人群，只有同时满足这3个条件，才会引发传染病。反过来说，如果去掉3个要素中的任意1个，传染病都很难发病（图2）。

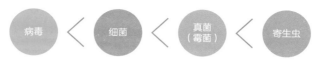

图1 病原体的大小

注：病毒的大小是细菌的 1/100 ~ 1/10；细菌的大小为 1 微米（1/1000 毫米）左右；真菌的大小是细菌的数倍。

传染源	传染途径	易感人群
携带病原体的人或动物的唾液、粪便、血液，被病原体污染的衣物、食品等	病原体侵入体内，引发新的感染途径	易感人群（如免疫力、抵抗力低的人）

图2 传染病发病的三大要素

病毒：通过侵占人体细胞进行增殖

病毒远比细菌、真菌要小得多，构造非常简单。一些病毒的核酸（DNA 或 RNA）只是由蛋白质外壳（核衣壳）所包裹，如引发感冒的腺病毒等。另外，还有的病毒有一层包裹在蛋白质外壳外的膜，叫作病毒包膜，如流感病毒等（图3）。

病毒自身并没有自我增殖的能力。它必须依靠侵入活细胞内，利用宿主细胞内的营养物质，才能大量合成病毒复制所需的核酸（DNA 或 RNA）和蛋白质。病毒繁殖后不断侵入细胞，会导致病情恶化（图4）。

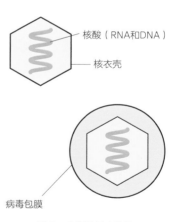

核酸（RNA和DNA）

核衣壳

病毒包膜

图3 病毒的基本构造

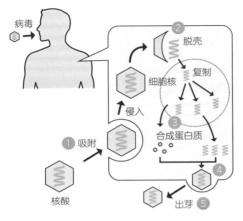

图 4　病毒引发感染的过程

注：①从口、鼻、喉等器官侵入体内，选择喜欢的细胞（宿主细胞），吸附在其表面并侵入细胞内；②脱离蛋白质外壳（脱壳），游离的核酸（DNA 或 RNA）进入细胞核内；③蛋白质和核酸大量合成；④在细胞内组装蛋白质和核酸（DNA 或 RNA），新病毒的复制完成；⑤排出（释放）新的病毒。

细菌：自我增殖，给人体细胞以重创

　　细菌虽小到肉眼不可见，却是独立的生物。从形状上来看，细菌可以分为 3 类：球形的"球菌"、椭圆形的"杆菌"和螺旋形的"螺旋菌"（图 5）。

●球菌　　●杆菌　　●螺旋菌

图 5　细菌的种类

　　不同于病毒，细菌只要有营养源，就可以不断地进行细胞分裂，靠自身能力增殖。大多数细菌在增殖的时候需要氧气（好气性菌，也叫需氧菌），也有不需要氧气就能增殖的细菌（嫌气性菌，也叫厌氧菌），还有有氧、无氧两种情况下都可以增殖的细菌（兼性嫌气性菌，也叫兼性厌氧菌）。

　　侵入体内的细菌在不断自我增殖的同时，还在人体细胞内"搞破坏"。这种破坏程度越高，病情就会越严重。有的细菌会直接攻击人体细胞；还有的细菌在自我增殖的同时，排出毒素间接地重创人体细胞（图6）。此外，有些细菌生活在组织细胞的表面，还有一些侵入组织细胞内部。这些细菌往往会给组织细胞以重创，导致其坏死。

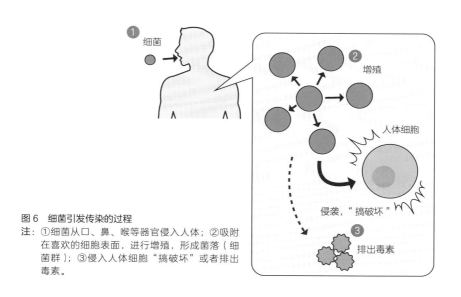

图6　细菌引发传染的过程
注：①细菌从口、鼻、喉等器官侵入人体；②吸附在喜欢的细胞表面，进行增殖，形成菌落（细菌群）；③侵入人体细胞"搞破坏"或者排出毒素。

真菌（霉菌）：以两种形态不断增加

真菌比细菌大，大大小小、各种各样，有的要用显微镜才能看到，有的用肉眼就轻松可见。真菌通过固定在皮肤表面或皮下组织进行增殖。

真菌的增殖形态一般有两种：像丝线一样延伸增长的真菌，称为"丝状真菌"；像酵母一样呈圆形增长的真菌，称为"酵母样真菌"（图7）；还有的真菌可以任何形态增长，称为"二型性真菌"。

● 丝状真菌

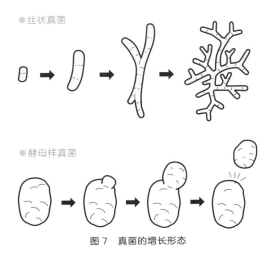

● 酵母样真菌

图 7　真菌的增长形态

寄生虫：寄生在人或动物身上生长和繁殖

寄生虫种类多样，正如其名，它寄生在宿主（人或动物）身上。蜱虫、虱子和跳蚤等病媒动物（对人的健康产生直接伤害的有害动物的总称）广义上也是寄生虫。

像蜱虫、虱子这种，寄生在身体表面的生物，我们称之为"外部寄生虫"。反之，寄生在体内的生物，我们称之为"内部寄生虫"，可以分为肉眼不可见的小小的生物（如原虫）和肉眼可见的长长的生物（如条虫类）。

大多数寄生虫都以卵→幼虫→成虫→卵这样的生命周期（生活环）生活。感染的方法各式各样：卵或幼虫从口部进入宿主，幼虫穿透皮肤侵入宿主，等等。也有像登革热、疟疾这种被蚊子叮咬而引起的传染病。

传染途径
——病原体如何侵入人体

本部分主要介绍 3 种代表性的传染途径：接触传播、飞沫传播和空气传播。

3 种代表性的传染途径

由于病原体不能自己移动，所以它会在人打喷嚏（飞沫）、吃喝东西的时候趁机侵入人体。传染病的代表性传染途径有接触（经口）传播、飞沫传播、空气（飞沫核）传播 3 种。此外，还有昆虫媒介传染、母婴传播和性传播等。

最常见的传染途径是接触（经口）传播。相比之下，最不常见的传播途径是空气传播。目前已发现的由空气传播引发的传染病只有结核病、麻疹和水痘 3 种。有的病原体会通过多种传播途径引发传染病。预防传染病，锁定传染源（即特定的病原体）是非常重要的。因此，在日常生活中我们要尽可能地切断传染途径，知道每种传染途径的特征，平时要注意勤洗手，养成良好的咳嗽礼仪、进食卫生习惯等。

接触传播（经口传播）

接触传播是指易感者的皮肤或黏膜接触了污染物而引发的传染。用触摸污染物的手指触摸眼睛、口、鼻等部位，或喝了受污染的水、吃了受污染的食物，也可以引发传染（图 8）。

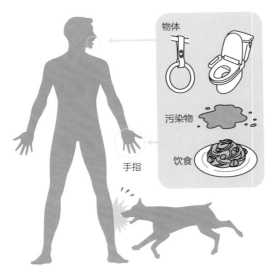

物体

污染物

饮食

手指

感染病例
● 肠道出血性大肠埃希菌（以下称为"大肠杆菌"）O157
● 诺如病毒感染
● 轮状病毒感染等

图 8　接触传播病例

飞沫传播

飞沫传播是指易感者直接吸入传染源，如通过咳嗽或打喷嚏（飞沫）排出的病原体而引发的传染。飞沫的到达范围是 1 ~ 2 米，有时也会通过附着在鼻、眼睛等部位的黏膜引发传染（图 9）。

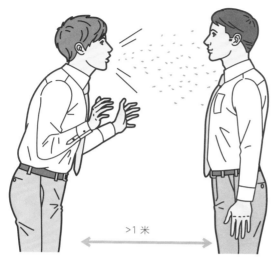

感染病例
- RSV 病毒感染
- 流感
- 风疹等

>1 米

图 9 飞沫传播病例

注：呼吸道合胞病毒（respiratory syncytial virus，RSV）。

空气（飞沫核）传播

空气传播（图 10）是指易感者吸入飘浮在空气中的飞沫核（飞沫失去水分而剩下的核）而引发的传染。和飞沫不同，飞沫核很轻，可以在空气中飘浮很长时间。

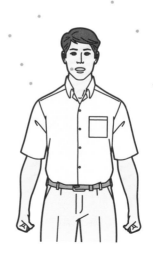

感染病例
- 结核病
- 麻疹
- 水痘

图 10 空气传播病例

03

输入性传染病的恐怖
之处与防护要点

要时刻注意：很受现代人欢迎的海外旅行或者宠物、美食等，都可能引发"输入性传染病"！

现代社会非常便利，病原体可以自由"往来"

　　一方面，日本人喜欢到海外旅行。日本政府观光局（Japan National Tourism Organization，JNTO）发布的数据显示，2013 年，日本人到海外旅行的人数为 1747 万。海外旅行地排行榜上，美国以 370 多万人排名第一。此外，排名靠前的国家或地区还有中国、韩国、泰国和美国夏威夷州。另一方面，每年到日本旅行的人数为 1036.4 万。因此，每年有很多的人进出日本。

　　这个时代非常便利，乘坐飞机可以在 24 小时内到达世界上任何一个国家。现在和以前很不一样，以前乘船旅行需要花费数月的时间，现在乘坐飞机很快就可以到达目的地。然而，乘坐飞机在便利的同时，病原体也会随着旅行人员自由地"往来"。因此，传染病可能会扩大。

到其他国家旅行，要注意旅行者腹泻病

在海外感染、由海外传入的传染病称为"输入性传染病"。常见的输入性传染病有登革热、疟疾、伤寒、霍乱、痢疾等。如果去出现这些传染病的国家旅行的时候，一定要特别注意。

而且，还会出现像霍乱、痢疾这样的"旅行者腹泻病"。所谓旅行者腹泻病，是指在旅行期间或者回国后 10 天内，1 天出现 3 次以上的腹泻。通常，症状会在 1 周内转好。旅行期间，一定要十分注意饮水、吃饭等问题（图 11）。

● 不要喝自来水管道中的生水；喝水的时候要煮沸 10 分钟
● 饭前要好好洗手
● 要避免吃生鱼片、未烤熟的肉、未经加热的蔬菜，要充分加热后再吃
● 水果要带皮吃，但要避免吃水果切片或果皮表面坏掉的地方

图 11　旅行者腹泻病的预防对策

引发输入性传染病的原因不仅仅是国外旅行

输入性传染病并非仅仅是由国外旅行引发的传染，还包括由来自国外的宠物引发的动物源传染病，由国外进口的食材引发的寄生虫感染病。这些传染病广义上也可以称为输入性传染病。

日本一直有养宠物的热潮（图 12），不仅是狗、猫等动物，饲养所谓"异国风宠物"的人也多起来了。异国风宠物常见的有啮齿类（如老鼠、草原犬鼠等）、爬虫类、两栖类、蝙蝠等。此外，日本人饲养的动

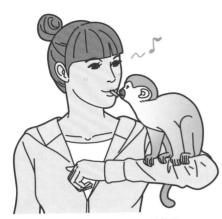

图 12 日本一直有养宠物的热潮

物种类增多，来自国外的动物也增多了，如没有生活在日本的贝类、热带鱼、昆虫等。

要预防动物源传染病的发生，就需要禁止引进草原犬鼠、蝙蝠等可能会给人造成重大传染病的动物。目前，虽然日本政府设立了动物检疫制度、申报制度，但是申报是否彻底？我们很难确认。进口的动物要通过可靠的途径购买，不要有密切的肌肤接触。

和宠物一样，进口的食材也有可能引发感染病。由于不断流行的美食热潮，一些珍稀淡水鱼、蟹、贝类、蛇、青蛙等原本日本没有的食材，都在日本出现。自古以来，日本人就有吃生鱼片、生鸡蛋的习惯（图 13）。因此，哪怕一些不常见的食材，很多人也会很不在乎地生吃，这就导致由进口食材引发的寄生虫感染不断增加。

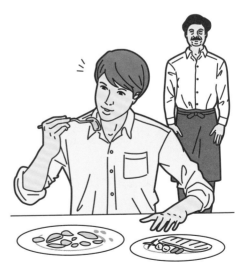

图 13 日本人有吃生鱼片、生鸡蛋的习惯

04

传染病的历史

本部分介绍自古代开始就对人类产生巨大影响的主要传染病。

天花：人类经过努力唯一消灭的传染病

公元前 1157 年前后，被埋葬的古埃及国王拉美西斯五世，虽然已经被做成了木乃伊，但专家们仍然在他脸上发现了其曾患过天花的印迹。由此可以考证，天花在很久很久以前就已经存在。公元 6 世纪，随着佛教的传入，天花病毒也被带到了日本。另外，1492 年，哥伦布发现新大陆的同时，也把天花传到了美洲大陆。

天花没有动物宿主，人感染一次后就不会二次感染。但是天花的致死率很高，即使没有死亡，也会在人的脸上、身体上留下感染后的印迹。因此，全世界都非常害怕天花，称之为"恶魔病毒"。

为预防天花作出重要贡献的是英国的医生爱德华·詹纳。他注意到"曾患过牛痘（牛患的一种病）的一名挤奶女工，就没有感染过天花"，于是人们开始接种牛痘。

19 世纪，世界各地开始接种疫苗预防天花，渐渐地天花在各国被消灭了。然而，在非洲、亚洲和南美洲的一部分地区依然有天花病毒在生存。因此，1958 年，世界卫生组织（World Health Organization，WHO）在世界卫生大会全体会议上通过了世界范围内消灭天花的计划（图 14），并始终坚持"探望患者和周围的人都要接种疫苗"的方法。1977 年，索马里的患者作为最后一批天花感染者得以治愈，至此，天花终于从地球上彻底消灭。之后经过一段时间的观察，1980 年，WHO 宣布天花在全世界范围内彻底被消灭。

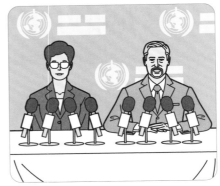

图 14　1958 年，WHO 在世界卫生大会全体会议上通过了世界范围内消灭天花的计划

鼠疫：14 世纪，夺走了世界总人口 1/4 的"黑死病"

鼠疫一旦发病，皮肤上会出现黑色斑点。14 世纪，鼠疫在欧洲大流行，被人们称为恐怖的"黑死病"。14 世纪鼠疫的流行，夺走了约 5000 万人（推测）的生命，占当时世界总人口的 1/4。其中，大约一半的死者是在欧洲，剩余的另一半在亚洲和非洲。当时，人们不知道鼠疫出现的原因。欧洲的医生们认为，眼睛结膜也有可能会感染病毒，所以他们治疗患者时都戴着口罩和防护眼镜。

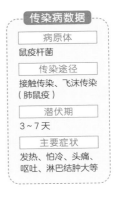

传染病数据

病原体
鼠疫杆菌

传染途径
接触传染、飞沫传染（肺鼠疫）

潜伏期
3～7 天

主要症状
发热、怕冷、头痛、呕吐、淋巴结肿大等

被感染鼠疫杆菌的跳蚤叮咬后，人会感染鼠疫，还有极少数人是通过接触已经感染的人或动物而感染的。鼠疫杆菌会转移到淋巴，并随着淋巴和血液的流动，最终遍布全身，之后会引发败血症，致人死亡（腺鼠疫）。也有极少数的鼠疫杆菌会侵入肺部进行增殖，导致"肺鼠疫"的出现。这种情况是最危险的，患者几乎在 3 天左右就会死亡。而且肺鼠疫患者一旦成为传染源，就会通过飞沫传染他人。

感染鼠疫杆菌的跳蚤，通过熊鼠进入人的屋子（图 15）。自 1899 年出现鼠疫到 1926 年，日本共计有 2420 人因此丧命。在鼠疫杆菌发现者北里柴三郎和政府的共同努力下，日本彻底驱除了引发鼠疫的老鼠，自 1926 年至今，日本再也没有出现鼠疫患者。

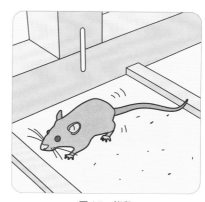

图 15　熊鼠

因为已经弄清病原体是鼠疫杆菌，所以相关研究不断推进，人们可以通过链霉素等抗生素治疗鼠疫。1990 年以后，几乎绝大多数的鼠疫患者出现在非洲。2013 年，全世界共报告 783 例患者，其中，126 人死亡。

霍乱：自 19 世纪以来暴发了 7 次，至今仍在世界范围内流行

霍乱在全世界范围内的流行，至今已经出现了 7 次。第一次是 1817 年，印度恒河三角洲暴发霍乱，之后迅速扩大到整个亚洲，也到达了日

本。之后，每隔 10 ~ 20 年会在同一地区暴发，先后暴发了 5 次。19 世纪暴发的前 6 次世界范围内的霍乱流行，导致全球绝大多数人口密集地感染，数百万人因此丧命。第 7 次的世界流行是在 1961 年，始于印度尼西亚的西里伯斯岛，之后扩大到亚洲、非洲、南美洲，现在流行仍在继续。

传染病数据
病原体
霍乱弧菌
传染途径
接触传染
（经口传染）
潜伏期
数小时～ 5 天
主要症状
腹泻、呕吐、腹痛等

霍乱弧菌有 200 多种，19 世纪以前的霍乱是由血清型 O1 中的古典生物型霍乱弧菌引起的。而现在流行的霍乱是由血清型 O1 中的埃尔托生物型霍乱弧菌引起的，这种霍乱弧菌的病原性比古典生物型霍乱弧菌的弱，致死率约为 2%。引发霍乱的霍乱弧菌只有血清型 O1 和 1992 年在印度南部确认的血清型 O139 两种。然而近年来，在亚洲和非洲的一部分地区发现了新变异的霍乱弧菌，因其致死率很高，目前一直在观察研究中。

感染霍乱是因为食用了被霍乱弧菌污染的水和食物。有时，即使感染了霍乱，也没有任何症状。感染霍乱后的 7 ~ 14 天，感染者粪便中含有霍乱弧菌，可能会引发二次感染。很多感染者症状轻微或者中等程度，可以通过服用口服补水液进行简单治疗（图 16）。然而，一旦出现急性腹泻，身体会严重脱水，此时如果不使用抗生素进行治疗，就会导致死亡。

现在，全世界每年有 300 万~ 500 万人感染霍乱，推测死亡人数为 10 万~ 12 万人。

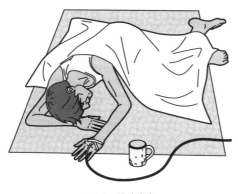

图 16　霍乱患者

在卫生环境良好的日本，很少有人感染霍乱，报告的每年死亡人数在30人以下，这些死者还是在海外出现的感染症状。虽然日本国内也有一部分人出现了感染，但是这些人是因为食用了进口食品才感染的。

麻风病：十字军东征引发的中世纪欧洲大流行

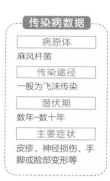

传染病数据
病原体
麻风杆菌
传染途径
一般为飞沫传染
潜伏期
数年~数十年
主要症状
皮疹、神经损伤、手脚或脸部变形等

追溯历史会发现，在公元前的埃及、印度和中国的文献中，有关于麻风病患者的记载。自古以来，麻风病就存在于亚洲。公元前4世纪，因为亚历山大大帝的印度东征，麻风病开始由中东传到欧洲（图17）。11—14世纪，麻风病在欧洲最为流行。十字军东征致使很多人来到欧洲大陆，麻风病也因此扩大开来。

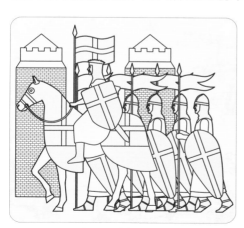

图17　十字军东征

麻风病的病症因宿主（人）对麻风杆菌的反应不同而各不相同：轻微者会出现皮肤结节、白斑和红斑等皮疹、神经麻痹等症状；严重者会导致手脚或脸部麻痹变形。因此，会出现差别对待和偏见。听说，在中世纪欧洲的麻风病疗养所里，会提供心理方面的援助。

20世纪40年代后半期，麻风病被称为"癞病（leprosy）"或"癞"，这种叫法也助长了人们的差别对待和偏见。麻风病是正式名称，来自

1873 年发现麻风杆菌的挪威医生汉森。

现在有了抗生素，麻风病治疗后不会出现后遗症。原本麻风杆菌的传染力就很弱，也很少会发病。据说，全世界 95% 的人口都可以自然获得免疫力。在卫生环境和营养状态良好的日本，几乎不用担心麻风病的新传染、新感染，每年新出现的麻风病患者也只有数名。相对于仅有数名新患者的日本，世界上每年出现的新患者约为 22 万。大多数新患者出现在印度、印度尼西亚、巴西、埃塞俄比亚和尼日利亚等国，为了消除差别对待和偏见，要早发现、早治疗。

1918 大流感：第一次世界大战末期出现的新型流感

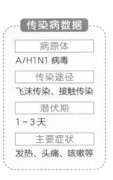

传染病数据

病原体
A/H1N1 病毒

传染途径
飞沫传染、接触感染

潜伏期
1～3 天

主要症状
发热、头痛、咳嗽等

1918 大流感是过去出现的新型流感之一。自 1918 大流感之后，新型流感会不定期地出现，并呈现大流行趋势。1918 大流感的流行始于第一次世界大战（1914—1918 年）末期。WHO 的报道显示，当时世界人口（约 18 亿人）的 25%～30% 感染了 1918 大流感，其中有超过 4000 万人死亡。也有的说法是死亡人数超过 5000 万人或者达到 1 亿人。

1918 大流感并不是在西班牙暴发的（图 18）。当时，参加战争的各国都对暴发流感的新闻报道进行管制，而作为中立国的西班牙并没有对新闻报道进行审查。这样，1918 年 5 月，只有西班牙国内的流感暴发状况被发布给全世界。于是，这种流感就曾被命名为"西班牙流感"。实际的流感

1918年西班牙流感	死亡4000多万人
1957年亚洲流感	死亡200多万人
1958年中国香港流感	死亡100多万人

图 18　过去暴发的新型流感

暴发国是哪个国家、传播途径是怎样的？这些我们都无从得知。我们知道的是，流感的流行始于 1918 年 3 月，从美国和欧洲开始流行。陆续在晚秋、冬季，一年内流行了 3 次，15～35 岁的健康年轻人因此大量死亡。

如果在现代，我们可以采取多种对策，如隔离患者、限制接触者的行动、注意个人卫生、戴口罩和禁止集会等。然而，当时还没有抗流感药，也没有疫苗，所以这些对策在当时是无法实践的。1918 大流感在日本也有流行，约有 2300 万人感染，推测有 38 万人死亡。

SARS：以迅猛速度侵袭全世界的不明原因肺炎

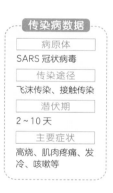

传染病数据

病原体
SARS 冠状病毒

传染途径
飞沫传播、接触传播

潜伏期
2～10 天

主要症状
高烧、肌肉疼痛、发冷、咳嗽等

2002 年 11 月中国广东省，一位年轻男性因感染不明原因重症肺炎而入院治疗。后来，确诊为严重急性呼吸系统综合征（severe acute respiratory syndrome，SARS）。虽然这位年轻人后来治愈恢复了，但是 SARS 冠状病毒的传染范围却在扩大。2003 年 1 月，一名来自中国香港的旅行者回去后，接着就发病死亡。截至 2 月 14 日，已经出现 305 名感染者和 5 名死亡者。

2003 年 2 月 21 日，广东省的感染者去香港地区旅行，住宿宾馆，结果同楼层住宿的客人多数都被感染。那些没有注意到感染并办理退房手续的客人，将 SARS 冠状病毒带到了新加坡、越南和加拿大等国。2 月 26 日，曾住宿宾馆的 SARS 感染者在越南河内的医院住院，引发了院内感染。当时，正好在现场的 WHO 传染病专家卡尔娄·武尔班尼首先向 WHO 报告了"疑似重度肺炎的呼吸系统传染病"，WHO 于 3 月 15

日向全世界发出了警告。

不久之后，WHO 成立了国际合作医疗队研究传染原因。4 月 16 日，研究指出，这种传染病的病原体是一种新型冠状病毒，其传染性和毒性都很强。至此，SARS 冠状病毒已经扩大到东南亚、美国和欧洲等地，5—6 月的病发高峰期，每天报告有超过 200 人的新患者出现。因为没有抗病毒药也没有疫苗，各地实行的对策是隔离患者、追踪接触者、检疫、限制出国和封锁公共设施等。这些对策都取得了成效，7 月 5 日，WHO 发布了终结宣言。

截至 2003 年 7 月，全世界报告的感染者有 8096 人，死亡者有 774 人。之后，没有出现 SARS 集体感染的报告，在日本也没有再出现感染者。不明原因的传染病 SARS 以迅猛的速度侵袭了全世界 32 个国家（图 19），这也让我们知道相对于病原体来说，世界有多小。

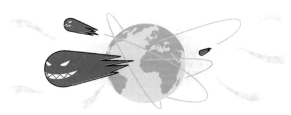

图 19　2003 年，SARS 以迅猛的速度侵袭了全世界 32 个国家

传染病年表

本部分介绍在日本和世界流行的传染病及其疫苗开发等与传染病相关的主要事项（表1）。

表1 传染病年表

时 间	事 件
公元前 429 年	雅典暴发疑似天花的传染病并造成了大流行，1/3 的市民因此死亡
公元 540 年	鼠疫在东罗马帝国第一次大流行，约一半的人口因此死亡
公元 735 年	以西日本为中心，天花在日本大流行
1347 年	鼠疫在欧洲大流行（第二次），超过 1/3 的人口因此丧命
1492 年	哥伦布到达新大陆，把天花病毒从欧洲带到了美国
1495 年	梅毒在欧洲大流行
1732 年	现在的长崎县周围出现狂犬病，接着大流行
1817—1823 年	在印度的恒河三角洲霍乱第一次世界大流行
1822 年	文政 5 年，日本第一次出现霍乱
1826—1837 年	在印度的恒河三角洲霍乱第二次世界大流行
1840—1860 年	在印度的恒河三角洲霍乱第三次世界大流行
1855 年	中国云南省暴发了鼠疫（第三次），并导致世界范围大流行
1863—1879 年	在印度的恒河三角洲霍乱第四次世界大流行
1873 年	挪威医生汉森发现了麻风病的病原菌"麻风杆菌"
1881—1896 年	在印度的恒河三角洲，霍乱第五次世界大流行

时　　间	事　　件
1882 年	德国细菌学家科赫发现了结核杆菌
1885 年	法国科学家路易斯·巴斯德成功研发了狂犬病疫苗
1894 年	留学德国、师从科赫的北里柴三郎在中国香港发现鼠疫杆菌
1899 年	日本出现了鼠疫输入病例
1899—1923 年	在印度的恒河三角洲，霍乱第六次世界大流行
1918—1919 年	1918 大流感在全世界流行，超过 4000 万人因此死亡
1928 年	英国细菌学家弗莱明发现了青霉素
1935—1950 年	结核病在日本流行，成为日本致死率第一的传染病
1944 年	美国的瓦克斯曼发现了治疗结核病的特效药链霉素
1948 年	联合国设立 WHO
1957 年	亚洲流感在世界范围内流行，超过 200 万人因此死亡
1961—2015 年	在印度尼西亚的西里伯斯岛，霍乱第七次世界大流行
1968 年	香港流感在世界范围内流行，超过 100 万人因此死亡
1980 年	WHO 发布天花已被消灭的宣言
1981 年	美国报告第一例艾滋病患者
1983 年	法国巴斯德研究所发现了 HIV 病毒
1993 年	WHO 宣布全球处于结核病紧急状态
2002 年	中国广东省发现 SARS，之后迅速扩大到全世界 32 个国家
2009 年	中国报告 SFTS，甲型 H1N1 新型流感在全世界流行
2012 年	沙特阿拉伯报告 MERS
2013 年	H7N9 型禽流感在中国的传染范围不断扩大
2014 年	日本时隔 70 年后再次出现登革热并大流行，在非洲埃博拉出血热开始大流行
2015 年	韩国首次出现 MERS，并大流行

注：艾滋病是获得性免疫缺陷综合征（acquired immunodeficiency syndrome，AIDS）的简称；HIV 病毒是人类免疫缺陷病毒（human immunodeficiency virus）的简称；SFTS 是发热伴血小板减少综合征（severe fever with thrombocytopenia syndrome）的简称；MERS 是中东呼吸综合征（middle east respiratory syndrome）的简称。

06

世界三大传染病

本部分介绍在传染病中特别受关注的再发传染病和新发传染病。

艾滋病、结核病、疟疾是"世界三大传染病"

回顾过去50年，人类生存的环境发生了巨大的变化。比如，医疗技术的进步、交通工具的便利使旅行者和出入国境者人数增多，环境破坏、气候变化导致生态系统发生变化等。由于病原体也生活在其中，随之带来的是再发传染病和新发传染病。再发传染病是指过去一度受到压制，又再次呈现迅猛之势的传染病；新发传染病是指新发现且正在形成危害的传染病（图20和图21）。在这些传染病中，艾滋病、结核病、

定义：过去曾流行的传染病中，一度因为患者人数减少而受到压制，近年来患者人数又再次增加的传染病。

- 鼠疫
- 霍乱
- 狂犬病等
- 结核病
- 疟疾

图20　再发传染病

定义：近年来新发现且在公众卫生方面造成局部或者国际性危害问题的传染病

- 埃博拉出血热
- SFTS
- SARS等
- 艾滋病
- 肠道出血性大肠杆菌〇157

图21　新发传染病

疟疾被称为世界三大传染病（图 22），它们是全球化问题，需要世界各国共同合作寻求对策。

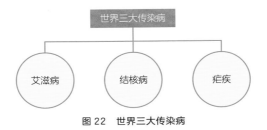

图 22　世界三大传染病

第二部分

近年来引起人们关注的传染病

本部分介绍近年来在日本及世界各地非常流行且极受关注的四种传染病

01

致死率高达 50%~90%
侵袭人类的恐怖病毒

埃博拉出血热

自 2014 年 3 月在非洲几内亚发生以来，传播至美国、
西班牙等国，在国际上备受关注。

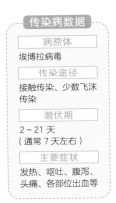

传染病数据

病原体
埃博拉病毒

传染途径
接触传染、少数飞沫传染

潜伏期
2～21 天（通常 7 天左右）

主要症状
发热、呕吐、腹泻、头痛、各部位出血等

2014 年的埃博拉病毒大流行让全世界震惊

2014 年 3 月，在非洲几内亚的东南部森林地域集中暴发了埃博拉出血热，夏季之后，在西非（几内亚、利比里亚和塞拉利昂）迅速流行。据 2015 年 7 月 15 日 WHO 的情报显示，这 3 个国家因感染埃博拉病毒而死亡的共 11261 人，周边国家及进行医疗支援的国家也报告了感染病例，总患者人数达 27642 人，死亡人数达 11268 人。

自 1976 年最早出现埃博拉出血热以来，这次是感染患者人数和死亡人数最多的。该疫情迅速在全世界引起巨大关注，让人震惊。到 2015 年 7 月，全球疫情仍未结束。2015 年 5 月 9 日，利比里亚宣布传染全部结束；WHO 公布的情况显示，几内亚和塞拉利昂一直到 2015 年年底才宣布传染结束（图 23）。

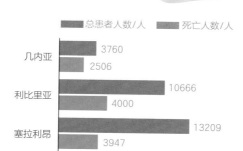

图 23 几内亚、利比里亚和塞拉利昂的总患者人数和死亡人数

注：参照日本厚生劳动省检疫所的数据制作而成；患者总数包括极大可能感染患者和疑似感染患者；统计数据截至 2015 年 7 月 15 日。

1976 年，谜一样的病毒在非洲出现

　　埃博拉出血热是由埃博拉病毒引起的急性热性疾病（图 24）。

　　埃博拉出血热患者最早于 1976 年确诊。同年 6 — 11 月，在非洲的苏丹南部出现患者，传染 284 人，死亡 151 人。此时的病死率达 53%，但未成为国际性话题。最开始受到关注是 1976 年 9 — 10 月在扎伊尔（现改称刚果民主共和国）流行，比苏丹晚

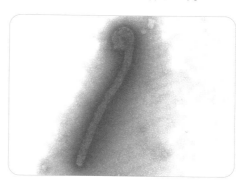

图 24 电子显微镜下的埃博拉病毒

注：照片来自日本北海道大学人畜共患传染病中心。

几个月，埃博拉出血热在扎伊尔北部的扬布库教会医院大暴发。

　　1976 年 8 月末，扬布库教会的一名男教师发热，因疑似疟疾而接受注射治疗，但却没有任何疗效，反而出现呕吐、腹泻和头痛的症状，最终导致眼、鼻和牙龈出血，于 9 月 8 日死亡。和该男性教师用同一个

注射器接受注射的 9 人以及参加他葬礼的家人、朋友和医院的同事等，相继出现相似症状，最终在首都金沙萨蔓延。据记载，此次流行共导致 318 人确诊，280 人死亡，死亡率高达 88%（图 25）。

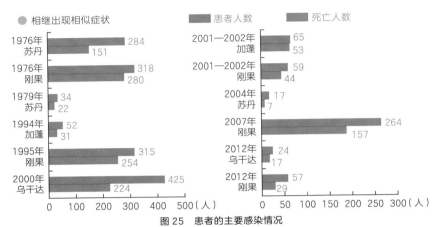

图 25　患者的主要感染情况

注：参照日本东京都传染病情报中心的数据制作而成。

　　由于该传染病的高死亡率，国际社会即刻开始调查其在非洲的两次流行的原因。1976 年 11 月，由于引起这种流行传染的新型高病原性病毒与扬布库附近的埃博拉河有关，所以被命名为"埃博拉病毒"。

美国、西班牙也曾出现过埃博拉恐慌

　　虽然埃博拉出血热在非洲已经流行了 10 多次，但感染人数未满 1000 人，而且流行比较早就结束了。在日本人看来，这种疾病毕竟发生在遥远的非洲，只要不去非洲，即使之前没有留意过也肯定不会感染。

然而，2014 年的大流行使感染瞬间扩大。因为隔离患者的病床不足，导致患者陆续死亡，很多医疗从业者也出现感染症状（图 26），甚至死亡。就连无国界医生组织（doctors without borders，MSF）当时也发表声明称

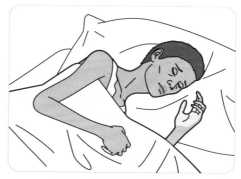

图 26　非洲埃博拉出血热患者

"已经无法控制"。由此可见，埃博拉病毒是多么的恐怖。

不久后，埃博拉病毒就冲出了非洲大陆，登陆美国和西班牙。这两个国家都在 2014 年 9 月出现了从感染地区回国人员感染、死亡的情况。甚至两国国内出现了二次感染，深陷埃博拉病毒恐慌，日本民众的危机感也陡然增加。

为防止感染埃博拉出血热，要做些什么呢

埃博拉病毒通过接触感染者的血液、呕吐物、排泄物、脏器或者触摸感染者的伤口、黏膜等传播，还可能通过病毒污染的床单、衣服等传播。这次流行之所以能够在非洲迅速蔓延，就是因为死者的家人在埋葬死者时，直接接触死者。

防止感染扩大的基本对策就是隔离感染者、调查接触者。感染者被隔离之前，何时何地接触过何人，都必须展开彻底调查（即流行病学调查，简称流调）。和感染者接触的人要进行一段时间的隔离，而且要随时监视。比如，美国一位医生从几内亚回国后，出现发热症状，后来又乘坐地铁，他所到之处全部都要进行杀菌消毒。另外，埃博拉病毒的形

状导致其很难飞散，所以不会通过空气传播。但是如果直接接触感染者的飞沫，也可能会引发感染。

日本的医疗机构也在积极采取对策

2015 年 7 月，日本出现了从几内亚回国后发热的 8 名男性疑似埃博拉出血热感染，但病毒核酸检查结果显示 8 人全部呈阴性。"如果日本出现感染者的话……"，相信日本国内很多人会很不安吧。日本全国建有 45 个医疗机构，都同样可以进行隔离、治疗。虽然当时还没有任何治疗药物获得政府认可，但是有些未获得认可的药物因其疗效备受期待，而被紧急给感染者服用。

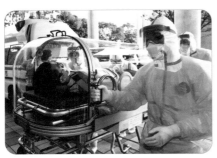

图 27　2014 年 11 月，日本宫崎县实行应对埃博拉出血热的综合训练（照片来自朝日新闻）

注：为了不直接接触患者，使用透明的罩子搬运患者。

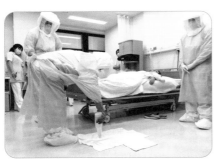

图 28　2014 年 11 月，日本东京都实行埃博拉出血热的应对训练（照片来自朝日新闻）

注：假设这是患者的呕吐物，医疗人员正在进行相关处理。

原本发达国家的医疗水平就比非洲各国的要好得多，所以我们很难预想埃博拉出血热能够在发达国家流行。但是最让人担心的就是医疗从业人员的感染。美国和西班牙的二次感染也是由此造成的。基于此，日本各地的医院、保健所都在进行针对埃博拉出血热的综合训练和应对训练（图 27 和图 28），如穿脱防护服、搬运防护服等。埃博拉出血热有很多的预防对策，比如，事先收集信息，不去流行传染地，不吃蝙蝠等野生动物，等等。

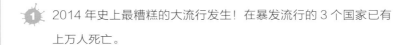

1. 2014 年史上最糟糕的大流行发生！在暴发流行的 3 个国家已有上万人死亡。

2. 埃博拉出血热第一次在发达国家引发感染。

3. 防止感染扩大的对策：隔离感染者、调查接触者。

4. 日本的医疗机构等在实施针对埃博拉出血热的应对政策。

02

第二次世界大战后，第一次在日本国内引发感染
在日本引起极大轰动的蚊传播病毒

登革热

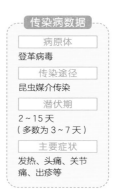

传染病数据

病原体
登革病毒

传染途径
昆虫媒介传播

潜伏期
2～15 天
（多数为 3～7 天）

主要症状
发热、头痛、关节
痛、出疹等

2014 年夏，日本东京的代代木公园突然暴发登革热。让
生活在日本的人们有预防感染的意识是非常重要的。

始于代代木公园，逐渐扩散到远距离地区

2014 年 8 月 27—28 日，3 人（1 男、2 女）感染登革热的新闻传播
开来。登革热是被携带登革病毒的蚊子（热带斑蚊、白纹伊蚊）叮咬所
引发的传染病。虽然日本东京都在 28 日的傍晚，迅速地在感染这 3 人
的代代木公园进行驱蚊工作，但是并没有有效地阻止传染，之前在代代
木公园被蚊子叮咬的人都陆续感染，患者人数激增。最终，新宿中央公
园等其他场所也开始出现感染者，甚至远离东京的兵库县等地都出现了
感染者。因此，不少人陷入了登革热恐慌。

到 10 月末，感染者还在不断增加，共计 160 人（死亡 0 人）。大概
时隔 70 年，第二次世界大战后在日本国内第一次出现登革热，也导致
整个日本都知道了什么是登革热。

1999—2014 年，每年都出现感染者

从图 29 可以看出，截至 2014 年，每年都有登革热感染者出现！除了 2011 年，每年出现的感染者在 200 例左右，而且全部都是输入型感染病例！

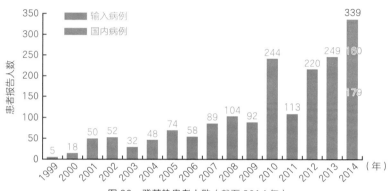

图 29　登革热患者人数（截至 2014 年）
注：参照日本国立传染病研究所的数据制作而成。

登革热多见于东南亚、南亚、中南美和加勒比海各国的热带、亚热带地区，在非洲、澳洲、中国等国家和地区也时有发生。曾在这些国家或地区旅游的人在当地被携带登革热病毒的蚊子叮咬，回到日本后出现感染症状。

据说，即便感染登革热病毒，也有大约 50% 的人的感染症状不明显。而其余的人会在潜伏期前后，突然出现发热、头痛和关节痛等症状。通常 1 周内会退烧，大多时候，发热的后半程会在手脚、躯干上出疹子。这些症状一般 1 周左右会消失，通常在恢复之后无后遗症出现。

在伊蚊活动的季节，要有除蚊对策

引发登革热的病毒有 4 种类型，相同类型的病毒再次感染时，因为人体已有免疫力，所以只会表现出无症状或轻微的症状。但是一旦感染不同类型的病毒，由于免疫过度，会出现严重的症状。而且也有极少数感染者在第一次发病的时候就出现严重的症状。这种严重的症状被称为登革出血热，有时也会出现死亡的情况。

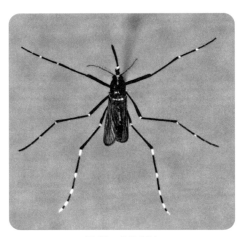

图 30　白纹伊蚊
注：照片来自日本大阪府公共卫生研究所。

2014 年夏，由于登革热在日本国内出现，使生活在日本的人们意识到预防感染的重要性。白纹伊蚊（图 30）是伊蚊的一种，也生活在日本，活动时间主要是白天。

因此，人们去树木茂盛的公园等蚊子比较多的地方时，要尽量穿长袖、长裤，避免肌肤外露。另外，涂抹除蚊虫药水也很有效。

03

陆续在日本出现
蜱虫给人类带来疾病

发热伴血小板
减少综合征

传染病数据

病原体
SFTS 病毒

传染途径
媒介传染

潜伏期
6～14 天

主要症状
发热、腹泻、腹痛、淋巴结肿大、出血症状等

2009 年，第一次在中国发现新型蜱虫媒介性传染病，在日本也陆续有感染者出现。

感染者以西日本为中心不断出现

2009 年晚春到初夏，在中国的辽宁等 7 省，集中出现了一种由新型病毒引发的蜱虫媒介性传染病。2 年后，这种新型病毒被最终认定并命名为发热伴血小板减少综合征（SFTS）。

SFTS 是被携带病毒的蜱虫（两触角蜱虫、大触角蜱虫等，图 31）叮咬后引发感染的一种传染病。症状除了伴有 38℃以上的发热，还有明显的血小板减少，这些症状

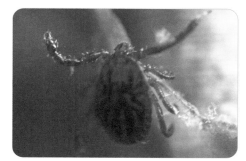

图 31　两触角蜱虫
注：照片来自日本国立传染病研究所。

35

的出现和其名字相吻合。中国的报告显示，SFTS 的致死率是 6%~30%，致死率很高。

2013 年 1 月，日本也报告了 1 起死亡病例。2012 年秋天，在山口县生活的一名女性因感染 SFTS 死亡。之后，感染者以西日本为中心不断出现。截至 2015 年 7 月 1 日，日本的患者人数为 137 人，其中，38 人死亡。

其实，SFTS 在日本出现的时间比中国早很多

大家最初认为，SFTS 是一种只在中国才有的传染病。即便 2013 年 1 月日本报告第一起死亡病例的时候，大家也都认为该病例是来自中国的输入病例。但是最终查明死者没有出国经历，因此与死者有关系的人都非常吃惊。于是，日本政府紧急从全国各地收集一些死者的保存血清并展开调查，发现这些死者过去血小板都有减少且原因不明。调查结果显示，从 2005 年死者的保存血清中发现了 SFTS 病毒！这表明，SFTS 早在中国发现第一例的 4 年前就在日本出现了，比中国要早很多！

大多数蜱虫的活跃期是从春季到秋季，所以感染情况在 5—8 月比较多见。既然认识到 SFTS 传染病并非从中国输入，而是在日本本地引发的感染，就要用心做好预防感染的工作。

由蜱虫引发的传染病，除 SFTS 之外，还有蜱媒脑炎、Q 热、莱姆病、日本斑点热和野兔热，等等。

不要露出肌肤，防止蜱虫入侵身体

除人类之外，蜱虫还会吸食鹿、野猪等野生动物以及狗、猫等小动

物的血。全世界已发现的蜱虫种类约 800 多种，其中，有 47 种生活在日本。多数生活在野生动物出没的山林里，也有的生活在农家的后山、院子、田地和田埂等地方。

远足等需要去到山林或者干农活，为了避免被蜱虫叮咬，需要穿长袖衬衣、长裤子，不要露出肌肤（图 32）。

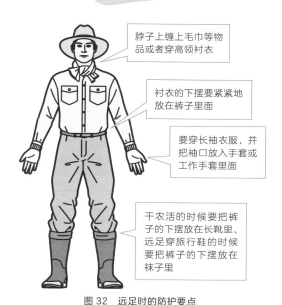

脖子上缠上毛巾等物品或者穿高领衬衣

衬衣的下摆要紧紧地放在裤子里面

要穿长袖衣服，并把袖口放入手套或工作手套里面

干农活的时候要把裤子的下摆放在长靴里、远足穿旅行鞋的时候要把裤子的下摆放在袜子里

图 32 远足时的防护要点

注：如果被蜱虫叮咬，不要强硬地把正在吸血的蜱虫拿掉，也不要把蜱虫压坏，这样做可能会把病原体留在体内。此时，需要尽快去医疗机构就诊。

04

依然有很多未知
恐怖的新型冠状病毒

中东呼吸综合征

传染病数据		
病原体		
MERS 冠状病毒		
传染途径		
飞沫传染、接触传染		
潜伏期		
2～14天		
主要症状		
发热、咳嗽、气喘等		

2012 年，在沙特阿拉伯首次被发现的新型传染病！
2015 年 5 月，因在韩国流行而备受关注！

仅仅一个感染者就导致整个韩国大恐慌

　　2015 年 5 月 11 日，韩国首次出现中东呼吸综合征（MERS）感染者。MERS 是一种由 MERS 冠状病毒引起的病毒性呼吸器官疾病，该病毒于 2012 年在沙特阿拉伯首次被发现。除中东地区之外，去中东地区的旅行人员、与感染者密切接触人员都有可能感染 MERS，韩国首例感染者就是来自国外的输入病例。

　　之后，从一个感染者开始，感染范围不断扩大，整个韩国都陷入恐慌（图 33）。日本也连续多日进行相关报道。韩国是日本的邻国，而且日本人经常去韩国，很多

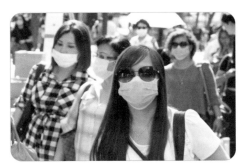

图 33　首尔中心明洞，有很多戴口罩走路的人
注：2015 年 6 月，照片来自日本朝日新闻。

日本人对此感到震惊。包含日本人在内的外国人相继取消去韩国的旅行，韩国人也因为恐慌选择不出门，韩国经济因此受到重创（图34）。

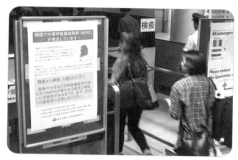

图34 2015年6月，成田机场检疫所张贴海报以提醒来自韩国的回国和入境人员
注：照片来自日本朝日新闻。

2015年7月22日WHO的信息显示，MERS的感染人数为186人，死亡人数为36人，有1位感染者在中国确诊。

数千人成为隔离对象，其实隔离对象人数越多反而越安心

韩国的一篇关于MERS的报道称："有数千人成为隔离对象！"说到"隔离"，听起来会让人觉得有点小题大做。但是准确地说，隔离对象还包含健康观察对象，所以隔离对象越多反而越安心。

一般认为，MERS是通过飞沫传染和接触传染感染人的，所以与感染者接触的所有人都有必要为了自身健康隔离14天（潜伏期的最长时间）。

虽说是隔离，绝大多数的人都在自己家里，只有很少一部分人会被医院收容。一旦出现感染者，相关的健康观察者就会增多。另一方面，14天后，健康的人就会不断被解除隔离。这个过程会不断重复，直到最终一个感染者都没有（即"清零"）。为了防止感染范围扩大，要充分掌握接触者的情况，好好地进行健康观察，这是非常重要的。

致死率高达 40%，MERS 原本的威力并没有这么大

2012 年 9 月以后，包含韩国在内，全世界已有 26 个国家出现 MERS 冠状病毒感染。2015 年 6 月 30 日 WHO 公布的信息显示，感染患者人数为 1357 人，死亡人数为 486 人，约 80% 的感染患者来自沙特阿拉伯。

致死率通常是根据死亡人数和感染患者人数的比例计算的，由此可推算，MERS 的致死率大概是 40%。在沙特阿拉伯，即使是骆驼出现感冒症状，MERS 也会蔓延开来。这种情况下，很多人出现感染症状，但是这些人的感染症状都很轻微，很快就治好了。这样，轻微症状感染者就没有统计在感染患者人数中。因此，MERS 原本的致死率并没有高于 40%。

韩国的公开数据显示，截至 2015 年 7 月，MERS 的致死率约为 20%。其中，很多人死亡的根本原因是他们原本就患有基础性疾病。

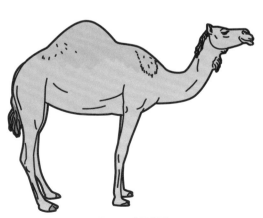

图 35　单峰骆驼

至于 MERS 到底是如何感染人的，目前还没有准确的答案。然而，中东地区的单峰骆驼（图 35）本身就携带 MERS 冠状病毒，这一点已经毫无疑问。因此，旅行的时候尽量做到不胡乱接触骆驼，若是不小心接触了，请一定要洗手。

日本出现 MERS 的可能性

日本也和韩国面临同样的问题，去中东地区旅行的人、与感染者密切接触的人，可能会把 MERS 冠状病毒带回国内。而且日本是老龄化社会，老年人和免疫力低的人一旦在医院集体发病，死亡率肯定会瞬间提高。

2015 年 6 月 30 日 WHO 公布的信息显示，韩国的 MERS 流行主要是由医院内传染造成的（图 36）。并不是所有的医院都会接收患者。如果一个医院只接收了一个感染者，初期的应对措施是非常关键的，不能因为只有一个患者而松懈。对很多从事医疗工作的人来说，这次 MERS 冠状病毒在韩国的流行教训是刻骨铭心的。

如果在日本出现 MERS，希望大家不要被各种信息左右，请一定要冷静对待。一定保护自己不要感染 MERS；万一感染了，也请不要传染给他人，这是非常重要的。平时就要养成良好的习惯以预防感染，如良好的咳嗽礼仪、勤洗手等生活习惯（图 37）。

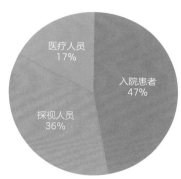

图 36 韩国的 MERS 感染者（截至 2015 年 6 月 15 日）

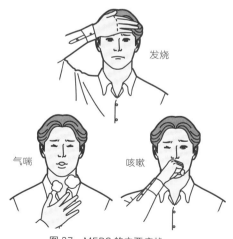

图 37 MERS 的主要症状

注：为防止 MERS 感染扩大，要做到：①勤洗手；②良好的咳嗽礼仪。

复习吧

 世界上 80% 的 MERS 感染者出现在沙特阿拉伯。

 不要乘飞机或坐轮船去 MERS 流行的地区。

 为预防意外感染，要养成勤洗手和良好的咳嗽礼仪等好习惯。

你该知道的主要传染病

第三部分

本部分介绍我们应该知道的有关传染病的正确知识和预防方法

05

RSV 传染病

几乎 100% 的人都曾感染过的常见性疾病，
大人和年长儿童要注意不要传染给婴幼儿。

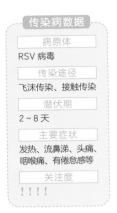

传染病数据

病原体
RSV 病毒

传染途径
飞沫传染、接触传染

潜伏期
2～8 天

主要症状
发热、流鼻涕、头痛、
咽喉痛、有倦怠感等

关注度
！！！！

所有人都多次感染的传染病，婴儿要特别注意

呼吸道合胞病毒（respiratory syncytial virus，RSV）分布在世界各地。从出生后到 1 岁，会有一半的婴儿出现第一次感染，到 2 岁几乎100% 的婴幼儿都会感染。可是，即使感染过一次，如果无法获得有效的抗体，一生中也会屡次出现再感染、再传染的情况，这就是 RSV病毒的最大特点。

潜伏期后，会出现发热、流鼻涕等与感冒相似的症状。多数情况下，2～3 天会自然病愈。在第一次感染的婴幼儿中，近 3 成的感染者会出现咳嗽恶化、喘鸣（呼吸时气管发出呼噜呼噜的响声）和呼吸困难等症状。更有甚者，出生后未满 6 个月的婴儿、低出生体重儿、心脏和肺患有基础疾病且有免疫缺陷的婴幼儿，出现病情严重化的风险很高。还有可能会出现无呼吸发作、急性脑炎和肺炎等严重并发症，所以要格外小心。

老年人也要注意。通常，如果成人再感染，最多出现鼻塞等症状，很快会自然痊愈。但是老年人感染后需要住院治疗，其致死率和流感差不多（表 2）。

表 2　成人中需要住院治疗的 RSV 病毒感染者和流感患者的比较

项目	RSV 传染病	流感
平均年龄	75～76 岁	74～76 岁
感染肺炎的概率	31%～42%	30%～36%
短期致死率	8%～9%	7%～8%
慢性呼吸系统疾病并发率	35%～58%	24%～55%
呼吸机使用率	11%～13%	6%～10%

注：参照日本国立传染病研究所的数据制作而成。

RSV 传染病比流感更可怕

对儿童群体而言，每年秋季—次年春季流行的代表性传染病有 RSV 传染病、流感和轮状病毒感染 3 种（图 38）。其中，流感需要

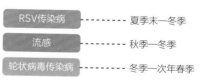

图 38　3 种传染病流行的季节

确认是否每年流行，也有很多人通过接种疫苗预防流感，在人群中有很高的关注度。而 RSV 传染病几乎不被人们所了解，这是不争的事实。因为成年人和年长儿童的感染症状轻微且很快能被治愈，所以不被人们了解也能理解。

虽然 RSV 病毒的传染力很强，但是目前除了用于治疗儿童免疫缺陷的药，并没有其他有效的治疗药和疫苗。在日本几乎没有由轮状病毒引发的婴幼儿死亡情况，而 RSV 传染病比流感的致死率高。另外，流感有的时候也不会出现高烧的症状，因此不容易被察觉。如果儿童出现

呼吸短急、突然软弱无力等症状，要尽快就诊。

防止父母和年长儿把病毒传染给婴幼儿

　　父母、年长的兄弟姐妹和保育所职员等人，接触婴幼儿的机会很多，因此平时就要养成好好洗手的习惯。自己认为"或许是感冒吧"，再感染 RSV 病毒的时候，因为没有意识到是再感染，所以有可能会用携带病毒的手抱婴儿。有效的洗手方法有肥皂＋流水、酒精消毒液等。出现咳嗽或打喷嚏的时候，不要忘记佩戴口罩。

　　婴幼儿经常触摸的玩具、床边的扶手和门把手等要经常用酒精消毒（图 39），这也是有效防止感染的方法。大人和年长儿要尽量注意避免在不知不觉中把 RSV 病毒传染给婴幼儿，RSV 病毒流行季节尤其要注意。

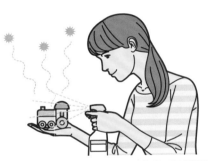

图 39　婴幼儿经常触摸的玩具要经常用酒精消毒

06

流感

每年冬天流行的季节性流感、新型流感、近年来流行的禽流感，我们应该知道它们之间的区别。

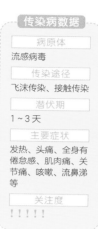

传染病数据

病原体

流感病毒

传染途径

飞沫传染、接触传染

潜伏期

1～3天

主要症状

发热、头痛、全身有倦怠感、肌肉痛、关节痛、咳嗽、流鼻涕等

关注度

！！！！！

流感和新型流感的区别是什么

流感是指每年冬季的季节性流行性感冒。每年11月到第二年4月流行，1—2月达到高峰期。1～3天的潜伏期后，会突然出现38℃以上的高烧、头痛、肌肉痛和关节痛等全身性症状。一般1周左右就可恢复，如果出现肺炎、脑炎等严重症状，需要住院治疗，更严重者会直接死亡。

新型流感带有与季节性流感不同的抗原，绝大多数人对其都没有免疫力，所以会迅速蔓延，并且会对身体健康产生重大影响。曾经被称为"鼠疫的再现"的1918大流感就是新型流感的一种。2009年春季墨西哥出现的新型流感（H1N1，图40），在包含日本在

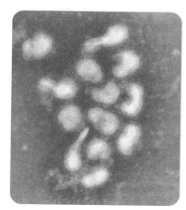

图40　电子显微镜下的H1N1新型流感病毒

注：照片来自日本大阪府立公共卫生研究所。

内的世界各地大流行，至今仍令人记忆犹新。

　　流感切实发生在我们身边，所以感染的人很多。请大家认真阅读下文，好好地了解新型流感、禽流感等与流感相关的重点知识。

流感病毒的 3 种类型

　　流感病毒可以分为 A 型、B 型和 C 型 3 大类。流感会传染给人、猪和鸟类，人即使感染了 C 型流感也不会发病，所以在人身上流行的流感是 A 型和 B 型。引发世界范围内大流行的流感主要是 A 型流感。

　　流感疫苗的种类多种多样（图 41），既有针对 A 型流感的，也有针对 B 型流感的，当然还有同时针对 A 型和 B 型的复合疫苗。当年需要接种哪种疫苗，要根据世界上的流感流行状况和前一季的流行状况，同时预测即将流行的流感类型，在综合考虑之后制造所需疫苗。

　　现在，日本国内使用的流感疫苗主要是安全性较高的灭活疫苗。和用于麻疹、风疹和水痘的活疫苗不同，这种疫苗还可以用于怀孕的女性和 HIV 病毒感染者等免疫功能低下的人群。

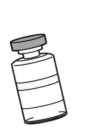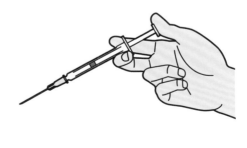

图 41　流感疫苗

预防感染需要接种疫苗

　　尽管接种流感疫苗也不能完全防止感染，但是接种疫苗可以防止流感病情严重化。接种疫苗在预防发病、并发症和死亡方面有一定的效果，这点已经得到证明。因此，强烈建议发病的时候容易出现严重症状的老年人和儿童接种疫苗，婴儿不能接种疫苗。除了老年人、儿童（婴儿除外），成人也要尽可能地接种疫苗。接种疫苗可以保护我们自身远离流感，也可以防止流感传染给周围的人。

　　一般来说，接种疫苗2周后会有明显的效果，效果会持续约5个月。每年流感开始流行前，请一定要接种疫苗。

日本约有 2000 万人感染新型流感

　　2009 年 H1N1 新型流感流行的时候，你知道日本有多少人感染吗？包含轻微症状和无症状感染者在内，日本仅仅一年内就感染了约 2000万人。幸运的是，死亡率很低，大多数人都获得了免疫力。第二年暴发了季节性的流行，因此从 2011 年 3 月开始，H1N1 新型流感被当作季节性流感进行治疗。

　　可以预想，今后肯定会有死亡率更高的新型流感出现，但是什么时候流行，我们不得而知。截至 2015 年 7 月出现的新型流感中，最让人担心的就是近年来流行的禽流感。

禽流感的死亡率极高

禽流感是由禽流感病毒引起的传染病。通过密切接触感染病毒的鸟类的脏器、体液和粪便等引发感染。以前，禽流感只传染给鸟类，而后来养鸡的人中，感染者在不断增多。

2015 年 6 月 23 日 WHO 的报告显示，自 2003 年开始流行的 H5N1 型高病原性禽流感在全世界 16 个国家造成感染，感染人数为 842 人，其中死亡人数为 447 人。2013 年春季，在中国发现的 H7N9 型禽流感，因其传染范围不断扩大，导致 672 人出现感染，其中有 271 人死亡，死亡率极高。此外，我们已经确认，H5N6 型、H9N2 型和 H1N1 型流感也会传染人。

截至 2015 年 7 月，由于这些流感在人传人方面的风险很低，所以没有被当作新型流感进行治疗。顺便说一下，高病原性和低病原性都是针对鸟类而言的。对于没有感染过的人来说，无论哪种流感，其病原性都很高，也极易恶化，因此死亡率极高。

为预防感染，希望大家不要靠近在流感流行地死亡的鸟类或者身体弱、免疫力低的鸟类。低病原性的禽流感不会导致鸟类死亡，所以也不要随意靠近健康的鸟类，这一点非常重要。

禽流感病毒在传染给鸟类、猪和人的同时，也在发生变异，变异后的禽流感病毒就很容易导致人传染人。这很有可能暴发世界禽流感大流行，必须要防患于未然。

不要过度依赖检查和治疗，首先要预防感染

治疗流感需要使用抗病毒药达菲、瑞乐砂等。或许是因为很多日本人都听说过达菲，日本之前的使用量达到全世界达菲生产量的70%～80%。建议达菲等抗流感药物在流感发病后48小时内使用，48小时之后再使用的话，效果不佳。

检查的最佳时机建议在发病后的6～12小时。刚发病不久，很难呈现阳性，第2～第3天是敏感度最好的时候。因此，希望大家记住，就诊的最佳时机是发热后12～48小时（图42）。但检查结果并不是绝对的，检查结果呈阴性也不能说明没有感染流感。为了缩小流感传染的范围，也为了预防感染，在流感流行前需要接种疫苗，养成良好的咳嗽礼仪和勤洗手的习惯。流感病毒有很强的耐干燥性，所以用加湿器适当保持湿度、流行的时候避开人群、在公众场所戴口罩等都非常有效。

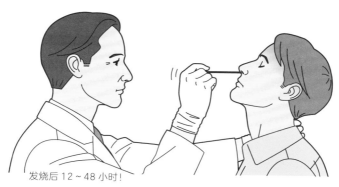

发烧后12～48小时！

图42　就诊的最佳时机

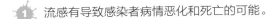

复习吧

1 流感有导致感染者病情恶化和死亡的可能。

2 流感有 3 种类型，引发世界范围内大流行的主要是 A 型流感。

3 接种疫苗的本来目的是防止病情恶化。

4 最好在发热后 12 ~ 48 小时就诊。

07

病毒性肝炎

乙型肝炎、丙型肝炎患者常常是在病情已经恶化，才引起注意。另外，近年来增加的来源于食物的甲型肝炎和戊型肝炎也要引起大家的注意。

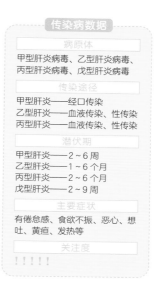

传染病数据

病原体

甲型肝炎病毒、乙型肝炎病毒、丙型肝炎病毒、戊型肝炎病毒

传染途径

甲型肝炎——经口传染
乙型肝炎——血液传染、性传染
丙型肝炎——血液传染、性传染

潜伏期

甲型肝炎——2～6周
乙型肝炎——1～6个月
丙型肝炎——2～6个月
戊型肝炎——2～9周

主要症状

有倦怠感、食欲不振、恶心、想吐、黄疸、发热等

关注度

！！！！！

病毒性肝炎大多会引发肝脏疾病

肝炎是肝脏炎症的统称。酒精、肝炎病毒、病毒和寄生虫等都会引发肝炎，其中 80% 的肝炎是由病毒引起的。患上肝炎会出现倦怠感、食欲不振、恶心、想吐、黄疸（皮肤和白眼球的部分变黄）和发热等症状。几乎不会出现完全没有症状的肝炎患者。

肝炎病毒有甲型、乙型、丙型、丁型和戊型（图43）等多种。日本人感染的多数是乙型和丙型肝炎，近年来感染戊型肝炎的人也在增多。

传播途径大致分两类：甲型肝炎病毒和戊型肝炎病毒

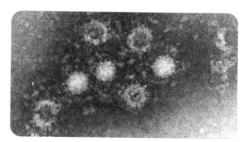

图43　电子显微镜下的戊型肝炎病毒
注：照片来自日本国立传染病研究所。

主要通过粪口（如被患者粪便污染的水和食物等传播；乙型肝炎病毒和丙型肝炎病毒主要通过血液传播），性传播引发的感染也在增多（图 44）。是否感染肝炎病毒，通过血液检查就会知道。

甲型肝炎病毒 戊型肝炎病毒	→	粪口传播
乙型肝炎病毒 丙型肝炎病毒	→	血液传播、性传播、母婴传播

图 44　肝炎病毒的传播途径

2014 年甲型肝炎患者增加的原因

甲型肝炎主要通过食用被病毒污染的水和食物传播，它的感染与卫生情况差相关，多见于发展中国家。以前，甲型肝炎在日本也多有出现。第二次世界大战后，随着日本民众对卫生的重视，环境卫生有所好转，感染者逐渐减少。同时，海产品的处理技术越来越好，因生吃牡蛎（图 45）等海产品引发的甲型肝炎人数也在逐渐减少。

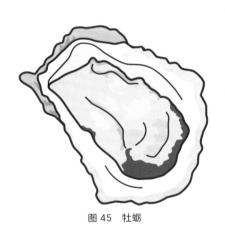

图 45　牡蛎

由于感染者的减少，有甲型肝炎免疫力的人也在减少。特别是年轻一代，几乎都没有免疫力。因此，去发展中国家旅行的时候，出国之前接种疫苗会让人安心。已有对甲型肝炎有效的疫苗。

成人感染甲型肝炎，很少会出现恶化的情况

成人感染甲型肝炎，几乎不会出现慢性化的情况，通常 1 ~ 2 周会自然痊愈。有的时候完全没有感染症状（非显性感染），极少数感染者的症状会慢慢加重，趋向恶化。有 1% 的甲型肝炎患者的症状会趋向重症化，其中，约有 40% 的患者会死亡。

预防甲型肝炎传染的基本方法是勤洗手、食物（尤其是海产动物）充分加热后再食用、接种疫苗（图 46）。甲型肝炎有来自食用进口食品的感染案例，在食用生牡蛎等食物的时候要选择自己信赖的店铺。

> 勤洗手
>
> 充分加热食物
>
> 接种疫苗

图 46　甲型肝炎的预防方法

甲型肝炎还可以通过密切的性接触引发感染。1999 年，在日本国内男同性恋者中暴发了甲型肝炎。病毒在潜伏期通过粪便排出体外，附着在肛门周围的病毒不知不觉中经性接触传染给同性恋人。由食物引发的甲型肝炎，只要阻断问题食材就可以预防，而由性传播引发的，其流行恐怕会拖延很长时间。

要注意野味，近年来戊型肝炎患者在不断增加

戊型肝炎是由食用了被感染者粪便中的病毒污染的水和食物引发的感染。此外，猪、野猪、鹿等野生动物的肉，如果未经充分加热就食用，也会引发感染。如果感染戊型肝炎，通常 1 ~ 2 周会自愈，不会出现慢性化的情况。不过，一旦严重，要恢复如初，得花费数月的时间。孕妇感染的话，会引发重症肝炎，死亡率为 10% ~ 30%。

戊型肝炎在全世界范围内都会出现感染者，每年报告感染的病例约有 2000 万。感染者特别多的地区是卫生状况差的国家。日本出现了输入性感染病例，他们去发展中国家旅行，回国后发病。2003 年 3 月，兵库县出现了因生吃野生鹿肉食物中毒，而引发戊型肝炎的事件。之后，没有出国经历的国内感染病例开始出现，并呈现增加的趋势。

日本《食品卫生法》新规定于 2015 年 6 月 12 日起实施，全面禁止贩卖、提供生食的猪肉（包含内脏）。牛肝脏被禁止销售之后，转而生食猪肝脏的人们会感到很沮丧。虽然很沮丧，但毕竟生食猪肉是很危险的。

近年来，提供野味（狩猎捕获的野生鸟兽的肉）的餐馆也在增多，所以日本人品尝野味的机会也多起来了（图 47）。由于餐馆方面的"努力和用心"，食用野味导致戊型肝炎集体性感染病例频发。吃鹿、野猪等野生动物的时候，一定要注意，肉要经充分加热后才可食用。

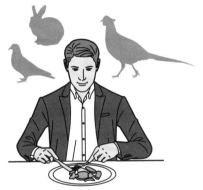

图 47　越来越多的日本人开始品尝野味

极易慢性化的乙型肝炎病例不断增加

根据感染时期的不同，乙型肝炎病毒可分为短暂性感染和终生持续感染。

婴幼儿的免疫系统尚未成熟，如果在这一时期感染乙型肝炎病毒，大多数感染者会陷入持续感染的状况，而且不会有任何感染症状（无症状病毒携带者）。而成人初次感染乙型肝炎病毒的话，大多数感染者是短暂性感染。其中，仅一小部分感染者会引发急性乙型肝炎，大部分感染者不会出现慢性化情况，可以完全被治愈（图48）。

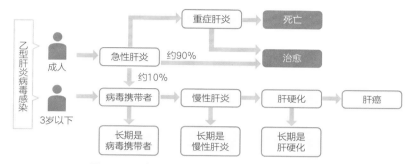

图 48　不同年龄的感染者的乙型肝炎的发生过程示意
注：参照日本肝炎情报中心的数据制作而成。

近年来，由于性行为和性接触，感染极易慢性化的欧美型乙型肝炎病毒（基因型甲）的人越来越多。一部分基因型甲的感染者会成为无症状带菌者，这是当下的大问题。

由性传播引发的乙型肝炎在不断扩大

大多数的乙型肝炎病毒携带者不会发病，且终生持续感染（无症状病毒携带者）。10%～20% 的人会引发慢性肝炎，必须进行治疗。如若不治疗，可能会发展成肝硬化、肝癌。

以前，乙型肝炎病毒主要的传播途径是：①母婴传播，②因输血或集体预防接种时，重复使用注射器而引发感染。随着国家肝炎对策的实施，上述两种传播途径现在几乎见不到了。

目前，最应该注意的是性传播。性传播在异性之间、同性之间都会出现，所以乙型肝炎的感染在不断扩大。乙型肝炎病毒的传染力很强，有时也会引发家庭内部感染。

比乙型肝炎更容易慢性化的丙型肝炎

多数丙型肝炎的感染者没有症状、没有不适感（非显性感染）。极少数感染者会引发急性丙型肝炎，约 30% 的会出现短暂性感染，且会自愈。剩余的（约 70%）则会成为持续感染者，虽然没有出现感染症状，但会发展为慢性肝炎。如果就这样放任不管，数十年后会发展成肝硬化，甚至会引发肝癌，导致死亡（图 49）。

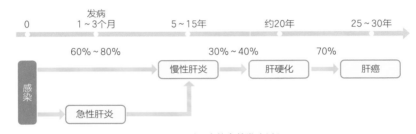

图 49　丙型肝炎的自然发生过程
注：参照日本肝炎情报中心的数据制作而成。

丙型肝炎比乙型肝炎的慢性化概率要高，近 8 成的肝癌发病就是由这个原因造成的。现在，大家都期待着丙型肝炎可以完全被治愈。以往治疗丙型肝炎主要使用干扰素，现在高效的内服药被不断研发出来。因此，在发病早期接受适当的治疗是非常重要的。

去发展中国家旅行的人，要注意预防感染丙型肝炎

丙型肝炎是因为使用了被病毒污染的注射器等医疗器械或者输血用的血液而引发的感染。日本因针扎事故造成的感染率为 0.3%，并非 0。现在血液的安全性提高了，几乎不用担心因输血引发感染。

而在发展中国家的医疗机构中，会有因使用医疗器械或者输血引发感染的危险。因此，去发展中国家旅行的时候，要注意预防感染丙型肝炎。

　　近年来，纹身、打耳钉等损伤皮肤的行为，会使用器具、药剂等医疗器械。这些医疗器械重复使用的情况在不断增加。

　　此外，同性间的性传染也在增加。丙型肝炎的感染者虽然多数是60岁以上的老年人，但近年来年轻感染者数量呈现增加的趋势。

肝炎病毒的携带者有 250 万～330 万人

　　日本的乙型肝炎病毒携带者（包含慢性肝病患者在内）有 100万～130 万人，丙型肝炎病毒携带者有 150 万～200 万人。肝炎病毒的携带者只要定期去医疗机构检查肝脏的状态，并按照医生的指示管理自身健康，在日常生活方面几乎没有任何限制。必须要注意的是常识性的问题，如性行为的时候要使用安全套（图 50）。

● 不要和他人共用牙刷、剃须刀
● 在处理带有血液的东西时，务必要小心
● 性行为的时候要使用安全套

图 50　乙型和丙型肝炎病毒携带者需要注意的常识性问题

　　不过，肝脏被称为"沉默的脏器"，很多人对于自己的感染没有感觉，刚开始也没有出现不适，严重化之后才第一次意识到自己感染了肝炎病毒，这是不争的事实。为避免这种情况的出现，建议大家每年做一次体检。

　　特别是家人有乙型和丙型肝炎病毒感染者、肝癌患者或者自己过去曾做过必要的输血大手术的人，请一定要做个检查。另外，乙型肝炎有有效的治疗疫苗（图 51），为避免感染，建议接种疫苗。

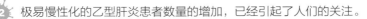

甲型肝炎	—	乙型肝炎	—	丙型肝炎	—	戊型肝炎
有		有		无		无

图 51　4 种肝炎有无肝炎疫苗的情况

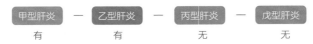

复习吧

1 近年来，戊型肝炎患者的数量不断增加。

2 极易慢性化的乙型肝炎患者数量的增加，已经引起了人们的关注。

3 丙型肝炎容易慢性化，放任不管的话会发展成肝癌，并导致死亡。

08

艾滋病

艾滋病是世界三大传染病之一，在日本依然有很多新感染者。早发现、早治疗，HIV 感染性疾病已经是"可控疾病"。

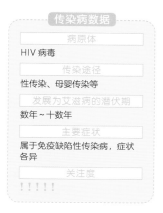

传染病数据	
病原体	
HIV 病毒	
传染途径	
性传播、母婴传染等	
发展为艾滋病的潜伏期	
数年～十数年	
主要症状	
属于免疫缺陷性传染病，症状各异	
关注度	
！！！！！	

HIV 感染性疾病 = 艾滋病吗

　　艾滋病又称为免疫缺陷综合征（acquired immune deficiency syndrome，AIDS）是由感染 HIV 引发的一种传染病。感染 HIV 后不久，约一半的感染者会出现高烧、头痛、肌肉痛等症状。这是 HIV 感染的急性期，需要花费数周的时间才能治愈。之后，感染者会进入数年到十数年的漫长无症状期。在此期间，感染者虽然没有明显的症状，但因为 HIV 的影响一直存在，身体免疫力会逐渐减弱。因此，一些在身体健康的时候不会引发疾病的病原体（如病毒、真菌等），就会趁机引发各种感染病（免疫缺陷性传染病）、恶性肿瘤等重大疾病。

　　免疫缺陷性传染病的种类多样，像卡氏囊虫肺炎、食道念珠菌病等指定的 23 种疾病中的任何一种疾病发病的时候，都会引发艾滋病。

　　HIV 感染性疾病是指在感染 HIV 之后，HIV 会随血液流经全身，留在体内。而艾滋病则是指随着病情的推进，会出现各种并发症。因此，

"感染艾滋病"的说法是错误的，正确的说法是"感染 HIV，引发艾滋病"（图 52 ）。

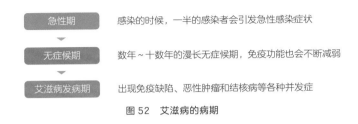

急性期	感染的时候，一半的感染者会引发急性感染症状
无症候期	数年～十数年的漫长无症候期，免疫功能也会不断减弱
艾滋病发病期	出现免疫缺陷、恶性肿瘤和结核病等各种并发症

图 52　艾滋病的病期

全世界约有 3500 万人感染 HIV

据 WHO 的统计，截至 2013 年年底，全世界约有 3500 万人感染 HIV。2013 年，有 150 万人因引发 HIV 相关疾病而死亡。

HIV 感染者最多的地区是撒哈拉沙漠以南的非洲。截至 2013 年年底，推断约有 2470 万人感染 HIV。但是新增 HIV 感染者有减少的趋势，世界上很多国家都出现了这种现象。联合国 HIV 和 AIDS 联合规划署（The Joint United Nations Programme on HIV and AIDS，UNAIDS） 于 2015 年 7 月发布公告称，全世界新增 HIV 感染人数：2000 年是 310 万人，2014 年是 200 万人。这 14 年来，新增 HIV 感染人数减少了 35%，其中，日本的新增 HIV 感染者持续呈现平稳状态。

日本的 HIV 感染者超过 2.3 万人

据日本厚生劳动省艾滋病动向委员会的统计，日本 2013 年的 HIV 感染者新增报告人数是 1590 人，其中没有引发艾滋病的 HIV 感染者是

1106 人。2007 年以来，新增 HIV 感染者持续呈现 1000 多人的平稳状态。2013 年，新增的 HIV 感染者人数仅次于 2008 年。

初次报告就诊断为艾滋病的人数是 484 人，2013 年新增患者数是历年来最多的。在日本，很多人是在发现艾滋病后，才意识到自己感染了 HIV，这种现象被称为"无征兆艾滋病（新增艾滋病患者）"。目前看，这种情况还是非常严重的。

顺便说一下，截至 2013 年年底，日本累计报告 HIV 感染者 23015 人，艾滋病患者 7203 人，人数一直在不断增加（图 53）。

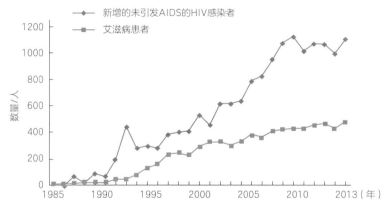

图 53　新增的未引发艾滋病的 HIV 感染者和艾滋病患者报告人数逐年变化情况
注：参照日本厚生劳动省艾滋病动向委员会的数据制作而成。

在日本，HIV 主要通过性行为传播

在感染者的血液、母乳、精液和阴道分泌液等体液中含有大量的 HIV。因此，握手、接吻等日常接触，饮食、餐具的共用，洗澡和咳嗽等都不会传染。

在日本，HIV 主要通过性行为传播。肛交性行为有时会有 10 倍的感染风险。日本男性同性恋者之间的感染占大多数。女性感染者大多数是在和异性有性接触的时候感染的。

此外，母婴传播、血液制剂和共用注射器等也会引发感染。医疗人员的针扎事故造成的感染率约为 0.3%。如果母亲的检测结果呈现阳性，在怀孕、产子和哺乳的时候会引发感染，概率约为 20%，约占全体感染者的 0.1%（图 54）。

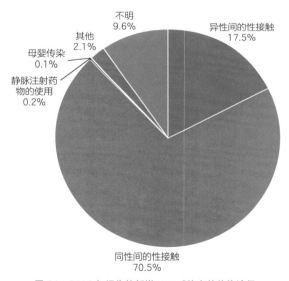

图 54　2013 年报告的新增 HIV 感染者的传染途径
注：参照日本厚生劳动省艾滋病动向委员会的数据制作而成。

通过药物控制，HIV 感染性疾病已经是"可控疾病"

自 1996 年开始施行抗 HIV 药物多剂并用（联合用药，又称为鸡尾酒疗法）疗法以来，HIV 感染性疾病的治疗在急速推进。之所以并用多种药剂，是因为只有 1 剂药的话效果较差且容易耐药（图 55）。这种治疗方法虽不能完全治愈 HIV 感染性疾病，但却可以抑制病毒的复制，恢复免疫力，让人体可以再次与传染病抗争。

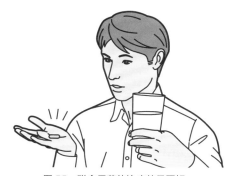

图 55　联合用药的治疗效果更好

1981 年，美国第一例艾滋病患者死亡，之后一直到 20 世纪 90 年代中期，HIV 感染性疾病一直被认为是恐怖的死亡之病。也许至今仍有很多人有这样的想法吧。但是现在如果早发现并持续服药，HIV 感染性疾病已不再是恐怖的死亡之病，而是"可控疾病"。虽然感染者仍需要定期去医院检查，但他们基本的日常生活却没有问题。

使用安全套，预防性传播

由性行为引发的 HIV 病毒感染在日本约占 9 成，要想彻底预防感染，必须在性行为的时候使用安全套。使用安全套可以预防包含 HIV 感染性疾病在内的多种性传播病。患有梅毒、生殖器疱疹和生殖器衣原体感染等其他性传播病的人，感染 HIV 的风险更高，请务必注意！

劝说自己的性伴侣做 HIV 检查也是非常重要的（图 56）。HIV 在体内潜伏可达 10 年以上，被感染者才能意识到自己已感染，但是什么时候感染的却无法确认，这种情况经常出现在患者身上。而且在自己还没有意识到已感染时，也许已经把病毒传给了其他人。

在日本，"无征兆艾滋病"之所以增加，是因为很多人没有亲自率先去接受 HIV 检查。预防 HIV 感染性疾病，早发现是关键。为避免在不知不觉中扩大传播，有性行为传播风险的人，要认真思考，主动接受检查！

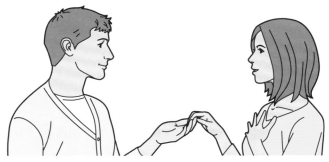

图 56　劝说自己的性伴侣做 HIV 检查非常重要

复习吧

1　HIV 感染性疾病并不是艾滋病。

2　日本有超过 2.3 万人感染 HIV，"无征兆艾滋病"感染者也在增多。

3　通过早发现并持续服药，HIV 感染性疾病已经是"可控疾病"。

4　最彻底的预防方法是在性行为的时候使用安全套。

09

狂犬病

传染病数据

病原体

狂犬病毒

传染途径

被感染病毒的狗等动物咬伤

潜伏期

1～3个月（也有1周以内、1
年以上的情况）

主要症状

头痛、想吐、发热、精神错乱、
产生幻觉、怕水、怕风等

关注度

！！！！

在全世界 150 个感染狂犬病的国家中，日
本是极少数的安全国家。

狂犬病一旦发作，几乎 100% 致死，预防
是关键。

狂犬病是一种恐怖的传染病，死亡率几乎是 100%

狂犬病来源于动物，是由狂犬病毒（图 57）引起的一种传染病。除日本、澳大利亚、英国和斯堪的纳维亚半岛等国的一部分地区外，狂犬病毒在全世界 150 个国家引发感染。从名字看，人们会错认为这种传染病是狗身上特有的疾病，实际上所有的哺乳动物都可能成为传染源。

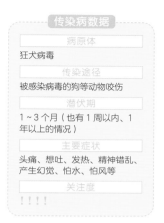

图 57　电子显微镜下的狂犬病毒
注：图片来源于日本国立传染病研究所。

狂犬病毒存在于感染动物的唾液中。如果被感染狂犬病毒的动物咬伤

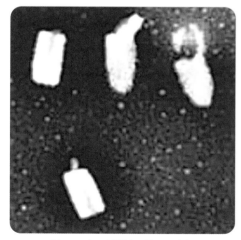

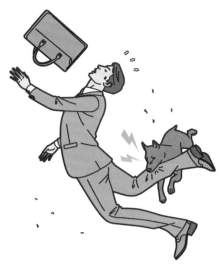

图 58　被感染狂犬病的动物咬伤

（图 58），或者被舔舐眼睛、口腔黏膜和伤口，病毒就会侵入人体。有的动物会舔舐前脚，如果被附着病毒的动物前脚爪抓伤，也会感染狂犬病毒。

侵入人体的病毒，感染神经后慢慢增殖，最终侵入大脑发病。咬伤的部位离大脑越近，潜伏期就越短，一旦发病，死亡率几乎是 100%。来源于动物的传染病有很多，狂犬病是其中死亡率极高、极其恐怖的一种。

狂犬病不仅来源于狗，也要注意蝙蝠

除狗以外，可以成为狂犬病传染源的动物还有很多，如猫、浣熊、狐狸、獴、臭鼬、蝙蝠等。

在作为传染源的动物中，蝙蝠极其危险。即使被蝙蝠咬伤引发感染，也没有明显的症状出现。在美国，由蝙蝠引发的感染病例很多。去洞穴探险的旅行者因吸入了雾状的蝙蝠唾液而感染狂犬病毒（图 59）的事例也经常被报道。在作为传染源的动物

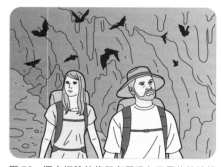

图 59　洞穴探险的旅行者因吸入了雾状的蝙蝠唾液而感染狂犬病毒

（媒介动物）中，尤其要注意蝙蝠，因为即使不接触蝙蝠，也可能会在不知不觉中感染。

全世界感染者人数众多，每年有 6 万多人因此死亡

被动物咬伤后，要马上用流水冲洗咬伤部位，再接种疫苗，这样可以有效预防发病。狂犬病疫苗于 1885 年由法国科学家路易斯·巴斯德发明。然而，感染后的有效治疗方法现在却还没有找到，迄今为止死亡人数已超过 100 万人，获救者却只有寥寥数人。

2014 年 WHO 的报告显示，狂犬病的死亡人数一年有 6 万多人，其中 95% 的死亡者出现在亚洲和非洲。在日本，狂犬病常常被认为是以前就有的疾病，但全世界却有很多人因此丧命（图 60）。

死亡者人数超100人	巴基斯坦、孟加拉国、缅甸、菲律宾、中国、印度
死亡者人数不足100人	美国、加拿大、墨西哥、古巴和巴西等南北美洲诸国，俄罗斯、乌克兰和罗马尼亚等欧洲诸国，蒙古、尼泊尔、泰国、柬埔寨、越南和印度尼西亚等亚洲诸国、中东诸国，阿尔及利亚、塞内加尔、加纳和南非等非洲诸国
无死亡者	日本、澳大利亚、新西兰、英国、瑞典、挪威、爱尔兰和冰岛

图 60　世界各国狂犬病的发病情况

注：2013 年 7 月更新，参照日本厚生劳动省的数据制作而成。

自《狂犬病预防法》实施以来，日本的感染者人数为 0

日本有记载的狂犬病流行是在 18 世纪以后。在江户幕府第八代将军德川吉宗统治时期，日本暴发了狂犬病。在当时的幕府医官野吕元丈的著书《狂犬咬伤治疗法》中，详细记录了有关狂犬病的治疗方法。明

治时代以后出现了地区性流行，特别是在人口众多、养狗数量颇多的东京，因屡次暴发狂犬病而烦恼不已。

进入大正时代，狂犬病的发病数量呈明显增加的趋势。1918 年，在神奈川县初次实施了狗的集体预防接种。1919 年，在东京也实施了狗的集体预防接种。1922 年，《家畜传染病预防法》颁布，患有狂犬病的动物全部被杀死。1923 年的关东大地震后，狂犬病的发病数量不断增加。1925 年，日本政府开始对家养狗全部实施预防接种，同时彻底消灭野狗。进入昭和时代后，狂犬病的发病数量渐渐呈现减少的趋势。

然而，1944 年，第二次世界大战爆发时的东京，狂犬病的发病数量急剧增加。同时，人出现感染的情况也在激增。1950 年，日本颁布了《狂犬病预防法》。

《狂犬病预防法》中规定，人们有义务登记家养狗，也有义务对家养狗实施预防接种。此外还明确指出，要彻底消灭野狗。之后，仅用了 7 年时间，日本就彻底消灭了狂犬病。从 1957 年到 2015 年，狂犬病的感染病例只有 3 例，而且全部都是输入病例。这 3 例输入病例分别是：1970 年去尼泊尔旅行的 1 名学生和 2006 年去菲律宾旅行的 2 名男性。其中，2006 年去菲律宾旅行的 2 名男性回国后，因狂犬病发作而死亡（图 61 ）。

海外旅行时，可爱的小狗也会传染狂犬病

虽然日本是极少数的狂犬病安全国家，但是日本国外没有如此安全，所以去海外旅行的时候必须要留心！尤其是去亚洲、非洲等地旅行时，即使见到的只是一只可爱的小狗，也不要随意触摸，更不要接近野狗！去美国等国家的洞穴探险旅行的时候，务必要小心蝙蝠及其呼出的

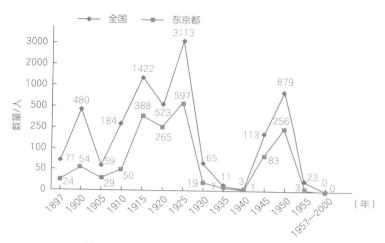

图61　1897年以来，日本出现狗感染狂犬病的数量
注：参照日本人畜共患传染病研究会的数据制作而成。

雾状唾液！

　　特别是儿童，他们很喜欢触摸动物，即使被动物咬伤，有时也会向父母隐瞒。被疑似感染狂犬病的动物咬伤的人中，有40%是未满15岁的孩子。去那些被咬伤后却无法立即就诊的流行地区旅行的时候，建议大家尽量在出发前接种疫苗。

　　日本的安全现状未必会永远这样持续下去。厚生劳动省的资料显示，2013年全国登记的狗的数量约为674万只，以前100%的预防接种率下降到了72.6%。这是仅从登记的家养狗的数据得到的结果，还有一些未登记的家养狗。所以可以预测，预防接种率下降得更严重。

　　过去，中国台湾地区一直是安全地区，但在2013年报告有野生动物感染狂犬病，这样它就不再是安全地区了。我们不希望日本也出现这种情况，因此建议各位饲养者要负起责任，按时给狗接种狂犬病疫苗（图62）。此外，还必须要注意除狗以外的所有进口动物。

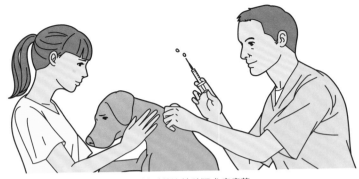

图 62　按时给狗接种狂犬病疫苗

复习吧

1. 狂犬病一旦病发，死亡率几乎为 100%，全世界每年有 6 万多人因此丧命。

2. 不仅是狗，蝙蝠等各种哺乳动物都是传染源。

3. 海外旅行时，不要随意触摸野生动物。

4. 日本虽是极少数的安全国家，但狂犬病的预防接种率正在持续下降。

10~11

蛲虫病和其他寄生虫传染病

本部分介绍由寄居在人身上的寄生虫引发的传染病。从蛲虫到近年来备受关注的异尖线虫和阔节裂头绦虫，在本部分都会有介绍。

2015 年，日本废除蛲虫卵检查

提到"蛲虫"，肯定会有人想起小时候做的蛲虫卵检查吧。在做蛲虫卵检查的时候，要把贴在玻璃纸透明胶带上的圆环轻轻贴在肛门上。检查必须在早上起床后做，因为一旦排便或者洗澡，蛲虫卵就可能会脱落。对儿童来说，父母帮他们把透明胶带上的圆环贴到肛门上（图 63），虽然有些难为情，但是通过这种方式却

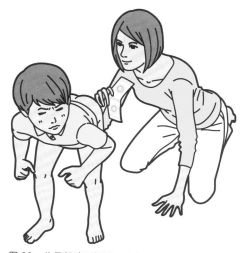

图 63　父母帮孩子把透明胶带上的圆环轻轻贴到肛门上

可以很轻易地检查出他们体内是否有蛲虫寄生。

自 1958 年开始，在小学 3 年级以下的孩子中，蛲虫卵的检查是义务实施的。20 世纪 70 年代后，随着卫生环境的好转，蛲虫卵携带者的人数也在锐减。据记载，蛲虫卵携带者人数连续 10 年不足 1%（表 3）。因此，日本文部科学省决定，2015 年废除蛲虫卵检查。儿童很不喜欢蛲虫卵检查，或许有父母会认为，这么麻烦的检查没有了真好，但是患有蛲虫病的人数并没有减少为 0。

表 3　1998—2008 年，寄生虫卵携带者变化情况

群　体	年　份	寄生虫卵携带者 / %
幼儿园	1998	1.0
	2004	0.3
	2005	0.2
	2006	0.2
	2007	0.2
	2008	0.1
小学	1998	2.0
	2004	0.7
	2005	0.5
	2006	0.5
	2007	0.4
	2008	0.3

注：参照日本文部科学省"平成 20 年度学校保健统计调查通报"的数据制作而成。

体长约 1 厘米的雌性蛲虫，一生约产 1 万个虫卵

蛲虫卵从口中进入人体，利用人体内的营养物质长成成虫，雌性成虫到产卵约需 1 个月的时间。雄性蛲虫的体长为 2～3 毫米，雌性

蛲虫长约 1 厘米。雄性蛲虫和雌性蛲虫都生活在人的大肠、直肠中，寿命约为 2 个月，雌性蛲虫产卵后死亡。

雌性蛲虫会在深夜从肛门爬出体外，在肛门周围产下 1 万个左右的虫卵。被黏着性物质覆盖的虫卵会附着在皮肤上，4~6 小时就可能引发感染。之后，虫卵就这样生活 2~3 周，期间虫卵会以一定的方式进入人的口中，引发感染。有的虫卵有很强的耐干燥性，会和灰尘一起在空中飞扬，人吸入这些虫卵也会引发感染。此外，虫卵还会附着在地毯、玩具上，所以儿童在幼儿园等地方要注意，可能会引发集体性感染。

覆盖虫卵的黏着性物质是引起瘙痒的根源。雌性蛲虫在肛门周围活动的时候，也会引起瘙痒。夜间的瘙痒会导致睡眠不足，让人坐立不安，性情急躁。如果使劲抓挠的话，肛门周围会出现抓伤（图64）。不过，大部分人的症状轻微，几乎没有明显症状。

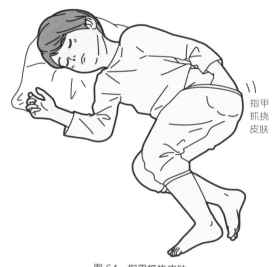

指甲抓挠皮肤

图64　指甲抓挠皮肤

剪短指甲，内衣和寝具要保持清洁

蛲虫病的预防和应对方法之一就是剪短指甲。指甲长的话，要及时修剪（图65）。出现瘙痒的时候，尽量忍住，不要直接用手抓挠肛

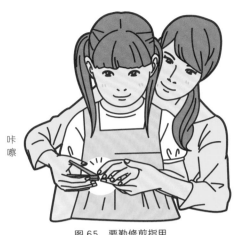

咔嚓

图 65　要勤修剪指甲

门周围；否则，指甲和皮肤里都有可能沾染虫卵。另外，不要用带有虫卵的手乱摸，便后、饭前和烹饪前都要好好洗手。大人给婴儿换过尿布后，也不要忘记洗手。

要勤换内衣，保持清洁。蛲虫卵很怕阳光，最好把被子等放在太阳底下晾晒，房间里要有阳光照射进来。

生活在各种海产动物中的异尖线虫

异尖线虫的幼虫寄生在 160 多种海产动物中，其中最常见的是青花鱼（图 66）。此外，也常见于竹荚鱼、沙丁鱼、墨鱼和秋刀鱼等日本人经常食用的海产动物中。大家在处理鱼的时候，有没有发现一些长为 2～3 厘米的白色幼虫卷成一团，附着在鱼内脏的表面或肌肉上？

引发异尖线虫病的原因，在于人生吃了带有异尖线虫幼虫的海产动物。大多数情况下，

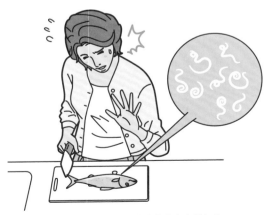

图 66　异尖线虫最喜欢寄生在青花鱼上

进入人体的幼虫还没成虫就会被排出体外，极少数会进入胃、肠壁，引发剧烈腹痛（胃异尖线虫病、肠异尖线虫病）。此外，有的异尖线虫会引发荨麻疹等过敏反应，还有的异尖线虫会引发呼吸困难等过敏性休克。

食用极其鲜美的刺身、寿司，反而更加危险

异尖线虫在 60℃下加热 1 分钟以上就会死亡。因此，避免生食海鲜，食用前进行加热处理是预防传染的有效方法。此外，在零下 20℃下冷冻 24 小时以上，也可以有效预防传染。海鲜冷冻后解冻再生吃，传染的风险也会大大降低。

相信大家都有这样的印象，海产品的"鲜美度就是其生命"，但对于异尖线虫来说，非冷冻、附带内脏的极其鲜美的海产品是它们喜欢的宿主。虽然人们也曾期待暂时通过酱油、芥末和醋等佐料预防异尖线虫，可是这些佐料的量和浓度仅仅是用于做饭调味，并不会杀死异尖线虫。

在生食海鲜引发的寄生虫疾病中，日本发生最多的是异尖线虫病。日本有食用刺身和寿司的习惯（图 67），所以日本的发病率比其他任何国家都多得多。生食海鲜数小时后，如果出现剧烈腹痛，请立即就诊。

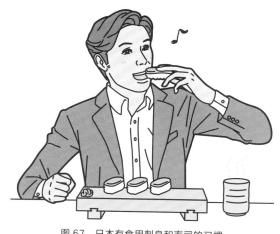

图 67　日本有食用刺身和寿司的习惯

寄生在人身上的寄生虫中，阔节裂头绦虫的身长最长

很久之前，曾流行过"绦虫减肥法"，大家听说过吗？绦虫（别名真田虫）是诸如阔节裂头绦虫等长长的寄生虫的通称。因其身形与真田绦带很相似而得名。

即使人吃了阔节裂头绦虫的虫卵，有时它们也不会在人体内生长。在河水里流动的虫卵进入大麻哈鱼、鳟鱼等淡水鱼体内（图 68），人吃了含有虫卵的鱼引发感染。阔节裂头绦虫在人的肠内 1 天可以生长 5~20 厘米，有的成虫可以长到 10 米以上。约 2 厘米宽的扁平身体上有无数个节，每个节内都有雌雄两性生殖器，所以每个节内都可以单独产很多的虫卵。阔节裂头绦虫头部纤细，附有吸盘。很多时候我们在厕所会发现阔节裂头绦虫从肛门处耷拉下来，用力拽的话中间的节会断裂。

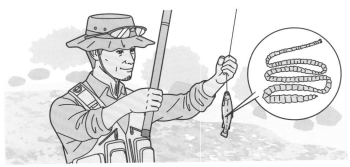

图 68　阔节裂头绦虫寄生在大麻哈鱼、鳟鱼等淡水鱼体内

阔节裂头绦虫的预防方法和异尖线虫一样，都是通过加热或冷冻处理。很多情况下，阔节裂头绦虫病的症状不明显；极少数情况下，阔节裂头绦虫会吸收人体内的维生素 B_{12}，引发恶性贫血（裂头绦虫

性贫血）。使用除虫药剂，可以驱除包含头节在内的全部阔节裂头绦虫虫体。

复习吧

1 虽然废除了蛲虫卵检查，但这并非意味着蛲虫病就被消灭了。

2 蛲虫可能会引发集体性感染。

3 异尖线虫寄生在 160 多种海产品中，可以通过加热、冷冻处理来预防传染。

4 有的阔节裂头绦虫成虫可以长到 10 米以上。

12

急性重症溶血性链球菌传染病

关于急性重症溶血性链球菌传染病的发病机制，目前还没有准确的答案，死亡率约为30%。这种传染病非常恐怖，别名"食人细菌"。

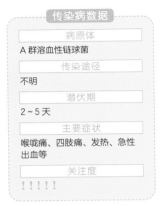

传染病数据
病原体
A 群溶血性链球菌
传染途径
不明
潜伏期
2～5 天
主要症状
喉咙痛、四肢痛、发热、急性出血等
关注度
！！！！！

溶血性链球菌感染大流行的原因

2015 年 5 月，A 群溶血性链球菌咽喉炎在日本暴发，报告的患者人数是过去 10 年最多的（图 69）。溶血性链球菌也称为"溶链菌"，A 群溶血性链球菌咽喉炎一般被称为溶血性链球菌感染（简称"溶链菌传染病"）。

A 群溶血性链球菌在人体内经历 2～5 天的潜伏期后，会导致人体出现发热、喉咙痛和肿胀等症状。虽然其感染症状类似于感冒，但是如果出现喉咙痛的症状，最好还是怀疑为溶血性链球菌感染。常见的传播途径有飞沫传播、接触传播，如果皮肤出现黄水疮（感染皮肤表层，引发水疱、肿包等的化脓性疾病）等症状，肯定是由接触传播引起的。此外，A 群溶血性链球菌可以在食物中增殖，因此，小学供餐等原因会引发集体性感染。

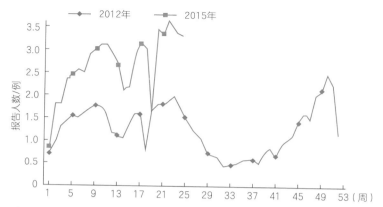

图69　2012年和2015年（截至5月份）A群溶血性链球菌咽喉炎的报告人数

注：参照日本国立传染病研究所传染病发生动向调查通报的数据制作而成。

溶血性链球菌传染病是一种极其常见的疾病，有时会引发风湿热等并发症，只要适当治疗，通常3~5天就可以退烧，喉咙痛、肿胀等也会恢复。不过，溶血性链球菌传染病一旦出现"重症化"，就会变成一种恐怖的传染病。

30岁以上的成人更容易出现"重症化"

重症溶血性链球菌传染病是由A群溶血性链球菌（图70）进入咽喉黏膜或者通过伤口进入血液中而引发的一种重症化疾病。所谓重症，是指病情变化快，症状严重的意思。至于A群溶血性链球菌传染病为什么会出现"重症化"，其发病机制等

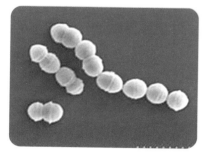

图70　电子显微镜下的A群溶血性链球菌

注：照片来自日本国立传染病研究所。

目前还不清楚。

感染重症化大多发生在 30 岁以上的人群中。不论男女，老年人、癌症患者、糖尿病患者等免疫力低的人以及孕妇更容易有"重症化"的发病趋势（图 71）。有时候，几乎没有任何免疫缺陷等基础性疾病的人也会突然发病，但对于为什么会发病至今还没有明确的答案，这也是不争的事实。

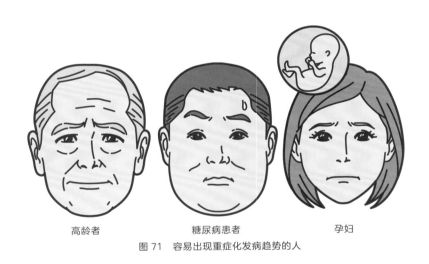

高龄者　　　　　　糖尿病患者　　　　　　孕妇

图 71　容易出现重症化发病趋势的人

症状急剧变化，死亡率约为 30%

重症溶血性链球菌传染病的初期症状是四肢剧烈疼痛、肿胀、发热和血压低。在此之前，有的感染者也会出现发热、发冷和肌肉痛等类似流感的症状。

发病后症状会急剧变化，从四肢末端开始身体组织细胞被迅速破坏，以每小时数厘米的坏死速度不断扩大。所谓坏死，是指组织细胞死后完全变黑并腐烂的过程。一般会大量使用青霉素等抗菌药进行治疗，但是坏死的组织无法恢复，只能通过手术彻底切除或者切断。

如果因耽误治疗而导致全身状况恶化，会引起多脏器功能不全，感染者会陷入昏厥、休克，甚至死亡。重症溶血性链球菌传染病的死亡率约为30%，如果不迅速到医疗机构诊断、治疗、处理，其致死率会很高。

"食人细菌"的叫法始于什么时候呢

重症溶血性链球菌传染病于1987年在美国首次出现。之后，在欧洲、亚洲相继出现，日本于1992年首次报告典型性病例。

1994年，重症溶血性链球菌在英国突然流行，政府陷入恐慌。之后，感染者的手脚接连不断地开始坏死，英国的报纸煽动性地报道称"人们感染了食人细菌（killer bug，flesh-eating bacteria）"。针对这种现象，日本的媒体也开始出现各种议论（图72）。自此之后，各地都开始使用"食人细菌"的说法，大家往往关注的也只是这个名字罢了。

当然，实际上"食人细菌"并不存在，这一点自不必说。我们不应该只停留在对"食人细菌"这个名字的恐怖印象中，应

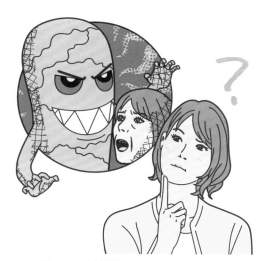

图72　日本的媒体也开始议论"食人细菌"

该迅速采取治疗措施，毕竟重症溶血性链球菌传染病是一种刹那之间便可决定患者生死的疾病。早发现，早治疗，早康复。正因为如此，我们才要事先知道与之相关的所有信息，这一点非常重要。

患者人数呈增加趋势，每年有 100 ~ 200 人出现重症化

截至 2015 年 7 月，日本总计报告患者人数超过 1000 人。按年进行区分的话，患者人数几乎是逐年上升，越来越多，2008 年开始超过 100 例，2015 年则有 200 多例（图 73）。但很难说，这只是单纯地持续增加。法律规定，人们有义务向政府报告感染情况。因此，患者的实际情况也越来越明朗化。

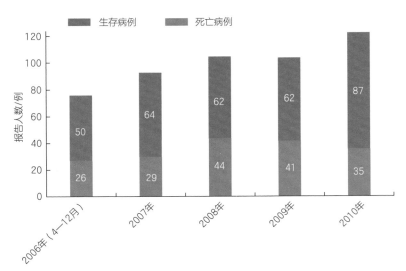

图 73 重症溶血性链球菌传染病每年的报告人数

注: 参照日本国立传染病研究所传染病发生动向调查通报的数据制作而成。

无有效预防方法，须平时养成良好的生活习惯

关于重症溶血性链球菌传染病的发病机制，目前还没有准确的答案。更加令人遗憾的是，也没有有效的预防方法。平时要注意好好洗手，同时要保证良好的睡眠和营养，提高自身的免疫力和体力（图 74）。

4~9 岁的儿童特别容易感染 A 群溶血性链球菌，此病的传染力非常强，2015 年在日本大流行。容易出现"重症化"发病趋势的 30 岁以上的成人，尤其是患有某种疾病免疫力低的人，一定要注意不要被感染 A 群溶血性链球菌的儿童传染。A 群溶血性链球菌的主要传播途径是飞沫传播，一定要让儿童戴好口罩，即使已被治愈，也要遵从医生的指示好好服药，直至断除病根。

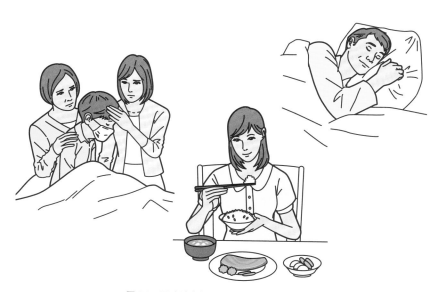

图 74　重症溶血性链球菌传染病的预防方法

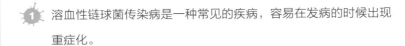

1 溶血性链球菌传染病是一种常见的疾病，容易在发病的时候出现重症化。

2 30 岁以上的成人容易出现重症化发病趋势，免疫力低的人和孕妇尤其要注意。

3 一旦发病致死率约为 30%，迅速就诊并采取治疗措施是非常有必要的，这可以决定患者的生死。

13

结核病

作为世界三大传染病之一的结核病，并非只是以前才有的疾病。

结核病的传染力非常强，不要固执地认为是普通感冒，要早就诊、早治疗。

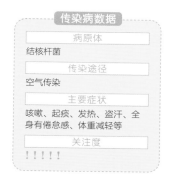

传染病数据

病原体
结核杆菌

传染途径
空气传染

主要症状
咳嗽、起痰、发热、盗汗、全身有倦怠感、体重减轻等

关注度
！！！！！

历史上很多名人死于结核病

追溯历史，你会发现有很多的名人死于结核病。比如，战国时代的军师竹中半兵卫、武将武田信玄，幕府时期的长州藩士高杉晋作、新选组的冲田总司，明治时代的歌人正冈子规、文豪樋口一叶、作曲家泷廉太郎等。日本的结核病流行于明治时代，被称为恐怖的"国民病"。

甚至到 1950 年，结核病在所有疾病死因中仍排第一位。第二次世界大战后，随着营养状况和卫生情况的改善和医疗水平的不断进步，结核病死亡人数锐减（图 75），在疾病死因排名榜中开始下降，很少有人再把它作为常见的疾病对待。基于此，结核病常常被现代人认为是以前才有的疾病，这是大错特错的。

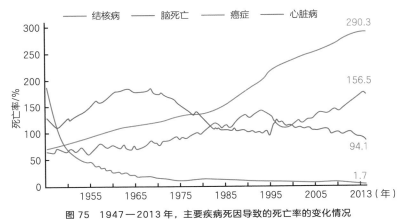

图 75　1947—2013 年，主要疾病死因导致的死亡率的变化情况

注：参照日本厚生劳动省平成 25 年人口动态统计的数据制作而成。

日本发布结核病紧急事态宣言

　　结核病与艾滋病、疟疾并称为世界三大传染病。1999 年，日本政府宣布结核病是一种应该引起人们注意的再发传染病，并发布了结核病紧急事态宣言。所谓再发传染病是指由于抗生素等药物的发现，在某一时期内明显减少，之后又因为某些因素再度增加，再次引起大家关注的传染性疾病。作为全球性问题，在世界各国的相互合作、共同努力下，结核病的应对措施和对策已经在顺利开展。

　　现代结核病虽然多发生在卫生状况堪忧的发展中国家，但对日本人来说，结核病绝非只是以前才有的疾病。截至 2015 年，日本每周报告有 200 ~ 400 人的结核病患者出现，每年约 2 万人发病。其罹患率约是其他发达国家的 2 ~ 5 倍。正因为如此，日本被称为结核病中等规模流行国（表 4）。

表 4　世界各发达国家的结核病罹患率

国　　家	罹患率 / %	年　　份
美　国	3.1	2012
加拿大	4.7	2012
德　国	4.9	2012
荷　兰	5.5	2012
意大利	5.6	2011
澳大利亚	5.7	2012
瑞　典	6.2	2012
丹　麦	6.4	2011
法　国	7.4	2011
英　国	13.0	2012
日　本	16.1	2013

注：参照日本厚生劳动省年度结核病发生统计情况的数据制作而成。

感染者占世界总人口的 1/3，难道自己也……

结核病是一种慢性疾病，病情发展缓慢，很难在发病早期发觉。结核病主要通过飞沫传染，它的最大特点就是传染力非常强（图 76）。有的人在被诊断为结核病的时候，就已经接触并传染了很多人。

不过，即使感染结核杆

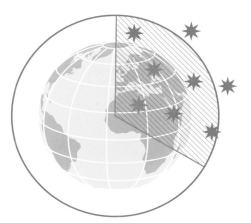

图 76　结核病的传染力非常强

菌，也不是所有人都会引发结核病。很多人原本就对结核杆菌有抵抗力，引发结核病的概率约为 10%。其中，1 年内发病的概率为 5%，剩余的 5% 会在人生中的某个阶段发病。由此看来，结核病感染者远比发病的人多得多，这就是为什么说世界总人口的 1/3 感染结核杆菌。

免疫力低会增加发病的风险，要注意集体性感染

一般来说，感染结核杆菌并引发结核病的人约为 10%。如果人的免疫力低，就容易引发结核病。

2013 年厚生劳动省的统计结果显示，在新登记的结核病患者中 60 岁以上的患者占 71.2%，70 岁以上的患者占 57.4%，也就是说老年患者占一半以上（表 5）。

除老龄化外，营养状况差、糖尿病患者、HIV 感染者、癌症的化疗、类固醇药物的使用等都是造成免疫力低的原因。因此，在医院和老年人常聚集的场所，结核病的发病概率很高。有时也有报告医院内感染和集体性感染的病例出现。

表 5　2013 年不同年龄人群的结核病的发病情况

年龄 / 岁	患者人数 / 人 （比例 / %）		年龄 / 岁	患者人数 / 人 （比例 / %）	
0 ~ 4	27	（0.13）	40 ~ 49	1496	（7.30）
5 ~ 9	14	（0.06）	50 ~ 59	1665	（8.12）
10 ~ 14	25	（0.12）	60 ~ 69	2833	（13.82）
15 ~ 19	165	（0.81）	70 ~ 79	4359	（21.27）
20 ~ 29	1196	（5.84）	80 岁以上	7398	（36.10）
30 ~ 39	1317	（6.43）	总计	20495	（100.00）

注：参照日本厚生劳动省年度结核病统计的数据制作而成。

约 8 成的结核病是肺结核病，甚至会出现死亡病例

结核杆菌通过空气传播，由呼吸道侵入肺部。在日本，肺结核病占全部结核病的 80% 以上。肺结核病患者的初期症状轻微，常见症状有全身出现倦怠感、盗汗和食欲不振等，还有的患者没有任何症状。肺结核病患者的典型症状有发热（微微发热）、咳嗽起痰等。这些症状持续的时间长，甚至会出现咯血的现象。相信很多人都在电影、电视剧中看过结核病患者吐血的情节吧。

肺部的结核杆菌不断增殖，随着淋巴和血液的流动到肺部以外的其他器官。结核杆菌数量最多的器官是淋巴结，甚至会移动到全身，在脑部和脊髓发病，引发结核性脑膜炎，导致患者死亡。虽然结核病常常被大家认为是以前才有的疾病，但是现在每年仍有 2000 多人死于结核病。

治疗结核病需要长期坚持

结核杆菌是一种非常麻烦的病原体，治疗需要很好的耐性和坚持精神，必须要花费半年以上的时间，持续不断地吃各种药物。仅仅吃一种药或者服药半途而废，很可能会产生任何药物对其都没有效果的耐药性菌。近年来，多重耐性结核病的发病数量在世界范围内增加，这种疾病多种药物都对其没有疗效。更有甚者，有的国家还出现了无论是单剂，还是多剂药物都不起作用的、恐怖的广泛耐性结核病。因此，结核病感染者必须要遵从医生的指示，好好治疗（图 77）。

结核病感染者约占世界总人口的 1/3，所以无论何时、无论是谁发病都不要感到奇怪。如果持续 2 周以上出现咳嗽、起痰等症状，很可能

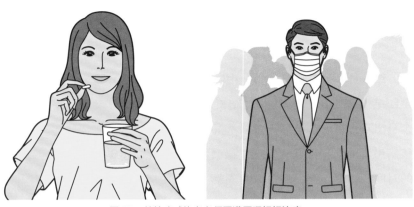

图 77　结核病感染者必须要遵医嘱好好治疗

感染了结核病，这一点我们应该知道。同时，为避免在不知不觉中把病菌传染给他人，咳嗽的时候要有良好的咳嗽礼仪，这是非常重要的。

复习吧

1. 结核病是世界三大传染病之一。

2. 因为有潜在性感染，所以即使发病也很难知道。

3. 免疫力低可以增加结核病的发病概率。

4. 治疗需要有耐心。保持良好的咳嗽礼仪。

5. 日本国内 1 年约 2 万人发病，其中有 2000 多人死亡。

14

食物中毒
（肠道出血性大肠杆菌 O157）

本部分介绍一般性食物中毒传染病的基本信息和过去曾一度引发重大公共卫生事件的肠道出血性大肠杆菌 O157。

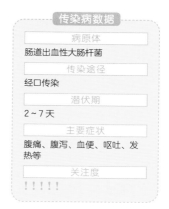

传染病数据	
病原体	
肠道出血性大肠杆菌	
传染途径	
经口传染	
潜伏期	
2～7天	
主要症状	
腹痛、腹泻、血便、呕吐、发热等	
关注度	
！！！！！	

引发食物中毒的主要原因是细菌和病毒

我们常常听说"食物中毒"这个字眼，并没觉得这有什么稀奇，引发食物中毒的原因是多样的，一般可以分为细菌、病毒、寄生虫、自然毒素、化学物质和其他等 6 种。

日本厚生劳动省"平成 26 年食物中毒发生状况"显示，食物中毒的总患者人数为 19355 人。其中，由细菌引发的人数为 7210 人，由病毒引发的为 10707 人。也就是说，由细菌和病毒等微生物引发的食物中毒占 90% 以上。

近年来，由异尖线虫等寄生虫引发的食物中毒也在增加。虽然由病毒引发的食物中毒中绝大多数都是由诺如病毒引发的，但还需要注意 A 型肝炎病毒和 E 型肝炎病毒（图 78）。

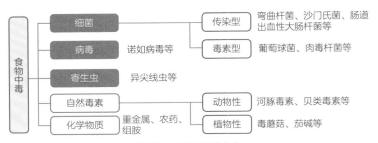

图 78 食物中毒的分类
注：参照日本内阁府食品安全委员会资料的数据制作而成。

细菌性食物中毒更常见

据日本厚生劳动省"平成 26 年食物中毒发生状况"显示，平成 26 年共发生食物中毒事件 976 件。发生原因的细目清单中记载，由细菌引发的为 440 件，由病毒引发的为 301 件，由寄生虫引发的为 122 件（图 79）。病毒的传染力很强，会导致一起中毒事件中出现很多患者；细菌引发的食物中毒更常见。

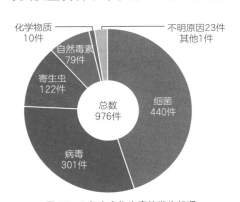

图 79 1 年内食物中毒的发生状况
注：参照日本厚生劳动省"平成 26 年食物中毒发生状况"的数据制作而成。

病毒性食物中毒容易在冬季发生，细菌性食物中毒则容易在暖和的时节和夏季发生。引发食物中毒的细菌有很多，本书先从肠道出血性大肠杆菌 O157 讲起。肠道出血性大肠杆菌 O157 的传染力和诺如病毒相当，传染力很强，10 ～ 100 个的细菌就可以引发中毒，一定要注意！

1996 年夏季，引起全日本不安的肠道出血性大肠杆菌 O157

大肠杆菌原本是人和动物肠道内的"常驻菌"，绝大多数是无害的。有少许大肠杆菌携带病原性物质，这些大肠杆菌被称为腹泻原性大肠杆菌。肠道出血性大肠杆菌是腹泻原性大肠杆菌的一种，可分为 O157、O111、O26 和 O145 等不同种类。近年来，绝大多数的食物中毒是由 O157 引发的（图 80）。

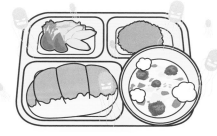

图 80　绝大多数的食物中毒是由肠道出血性大肠杆菌 O157 引发的

1996 年 5 月，在日本第一次暴发了由肠道出血性大肠杆菌 O157 引发的特大型食物中毒事件。在冈山县的一所学校就餐的学生暴发了集体性中毒事件，中毒人数为 468 人，其中死亡人数为 2 人。同年 7 月，在大阪同样暴发了学生集体性中毒事件，这次的中毒人数多达 9523 人，其中 3 人死亡。因此，1996 年夏季，日本暴发了第二次世界大战后世界上最大规模的食物中毒事件。

肠道出血性大肠杆菌 O157 引发的食物中毒患者中，既有轻症患者也有无症状患者

肠道出血性大肠杆菌 O157 存在于世界上任何一个地方，吸附在牛等动物的肠道内。肠道出血性大肠杆菌 O157 的最大特点是代谢产生毒

性强大的大肠杆菌毒素。肠道出血性大肠杆菌 O157 一旦感染了人，就会在肠道内增殖，进而释放大肠杆菌毒素。

释放出的大肠杆菌毒素会导致大肠溃烂，一开始会反复出现剧烈腹痛和腹泻的症状。严重的情况下，还会破坏血管壁，引起出血，最终会排出带有血水的鲜红色腹泻大便，这就是出血性大肠炎。

不过，并不是所有感染肠道出血性大肠杆菌 O157 的人都会发病。症状的严重程度因人而异，有的人会出现轻微腹痛（图 81），有的人会出现腹泻，还有的人没有任何症状。

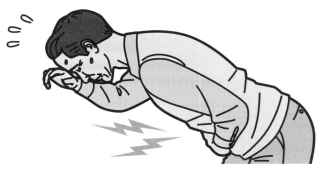

图 81　感染肠道出血性大肠杆菌 O157 的症状——腹痛

6%～7% 的患者会出现严重症状

有的患者没有任何症状，有的患者会出现轻微症状，还有的患者会出现严重症状甚至死亡。6%～7% 的患者会在发病之后几天至 2 周出现溶血性尿毒症综合征（hemolytic uremic syndrome，HUS）、重症脑病并发症等严重症状。

脑病会引起剧烈痉挛和意识障碍的症状。溶血性尿毒症综合征的症状有肾衰竭、贫血、血小板减少等。儿童和老年人更容易出现严重症状，必须要特别注意。

如果发病后引发腹泻，为了防止出现脱水症状，要服用口服补水液充分地补充水分（图82）。强制止泻可能会导致症状恶化，因此不建议大家这样做。通常，腹泻没必要就诊，但是腹泻症状严重的时候，请一定要就诊。

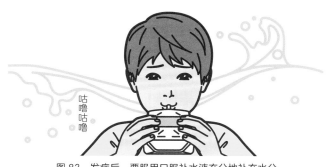

咕噜咕噜

图 82　发病后，要服用口服补水液充分地补充水分

肠道出血性大肠杆菌 O157 食物中毒也被称为"汉堡包病"

日本政府明确规定，自 2012 年 7 月 1 日开始，禁止任何人贩卖生牛肝脏，相信很多人会感到很震惊吧。

肠道出血性大肠杆菌 O157 食物中毒的主要致病原因就是生食肉类。食用加热不充分的肉或者附着细菌的加工品也会感染肠道出血性大肠杆菌 O157。近年来，肠道出血性大肠杆菌 O157 引发的食物中毒事件中，有一大部分发生在饮食店。此外，这种食物中毒也有可能会发生在家庭里，必须要好好应对。

①不沾染细菌、不携带细菌

 洗手

②不增加细菌

为了缩短保存期，食物烹饪后要尽快吃掉

③杀灭细菌

 充分加热

图 83 预防食物中毒的三大原则

预防食物中毒的三大原则：①不沾染细菌、不携带细菌；②不增加细菌；③杀灭细菌（图 83）。有标识的食物要确认保质期再购买，回家后，需要冷藏、冷冻的食物要立刻放入冰箱。在处理肉和蔬菜之前，一定要洗手。细菌会附着在肉的表面，肉要充分加热后再食用以确保安全。

不过，用肉糜制作的汉堡包会混有细菌。过去，在美国因食用汉堡包而引发多人感染，所以肠道出血性大肠杆菌 O157 也被称为"汉堡包病"。肠道出血性大肠杆菌 O157 在 75℃下加热 1 分钟就可以被消灭，因此，在食用汉堡包的时候，一定要确保汉堡包的中间部分也被加热透。

因感染肠道出血性大肠杆菌 O157 而引发腹泻的人，要有基本的"腹泻礼仪"，不要把肠道出血性大肠杆菌 O157 细菌传染给周围的人。洗手之前不要触摸物品（如水龙头出水杆、门把手等），最好不要用擦屁股的手触摸物品，换另一只手触摸。

复习吧

1 9 成以上的食物中毒是由细菌和病毒引发的。

2 仅仅 10~100 个细菌，肠道出血性大肠杆菌 O157 就会引发中毒。

3 症状一旦严重可能会导致死亡。仔细洗手是必要的预防措施。

4 不要生食肉类，肉要充分加热后才能食用，汉堡包的中间部分也要加热透。

15～17

食物中毒
（弯曲杆菌、沙门氏菌、韦氏梭状芽孢杆菌）

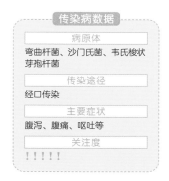

传染病数据

病原体
弯曲杆菌、沙门氏菌、韦氏梭状芽孢杆菌

传染途径
经口传染

主要症状
腹泻、腹痛、呕吐等

关注度
！！！！！

本部分介绍近年来明显增加的弯曲杆菌、沙门氏菌韦氏梭状芽孢杆菌等除肠道出血性大肠杆菌 O157 以外的其他细菌性食物中毒。

随着时代的变迁，食物中毒的情况也在不断变化

过去引发细菌性食物中毒的细菌以肠炎弧菌和沙门氏菌居多，常常位居第一位和第二位（图 84）。但是随着饮食习惯和食材管理方法的改变，近年来发生了一些肉眼可见的变化。

肠炎弧菌喜欢盐分，多生活在海产动物身上。以前，肠炎弧菌在运输阶段就会增殖。因此，立即用淡水冲洗，冷冻运输，可以大大减少食物中毒事件的发生。

沙门氏菌多见于鸡蛋和鸡肉中。日本的包装鸡蛋是从 1999 年开始有标志的。修改后的《食品卫生法施行规定》重新规定标志最佳食用期限是一种义务。从那以后，家庭里也很容易储存鸡蛋，由沙门氏菌引发的食物中毒开始锐减。

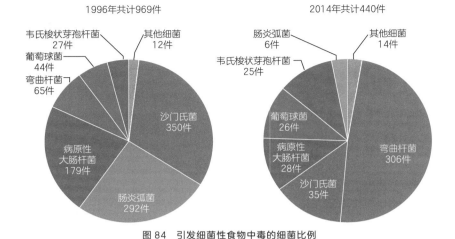

1996年共计969件

2014年共计440件

图 84　引发细菌性食物中毒的细菌比例

注：参照日本厚生劳动省食物中毒统计资料的数据制作而成。

生鸡蛋和使用鸡蛋的料理要注意沙门氏菌

　　沙门氏菌生活在鸡等家畜和绿龟等宠物身上，广泛分布在自然界中，其种类有 2000 多种。

　　因食用被"肠炎沙门氏菌"感染的鸡蛋（图 85）引发的食物中毒事件很多。有生食鸡蛋（如生鸡蛋拌饭等）习惯的日本人一定要注意。此外，在烹饪蛋包饭、煎鸡蛋、自家制蛋黄酱、西式点心等料理时，如果鸡蛋没有被充分加热，食用后也是引发食物中毒的原因之一。食物中毒最常见的症状是急性胃肠炎，会引起呕吐、腹痛、腹

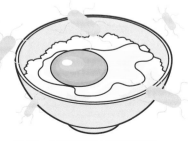

图 85　生活在鸡蛋上的沙门氏菌

泻等。儿童和老年人还会出现急性脱水症、菌血症、意识障碍等严重症状，必须要足够重视。如果出现腹泻，需要服用口服补水液充分地补充水分。

每1万个鸡蛋中就有3个鸡蛋受到污染

鸡蛋的沙门氏菌污染率约为 0.03%，每 1 万个鸡蛋中就有 3 个鸡蛋受到污染。即使鸡蛋受到沙门氏菌的污染，只要在新鲜的最佳食用期限内生食，感染的风险就很低，但是一旦过了最佳食用期限就会非常危险。沙门氏菌比较耐低温，所以不要认为食物放入冰箱就没问题。

一旦过了最佳食用期限，烹饪时就要充分加热（75℃加热 1 分钟以上），然后尽快吃掉。有裂缝的鸡蛋不要生食，请在充分加热后食用。另外，破碎的鸡蛋要马上烹饪，直接放置不管是绝对不允许的（图 86）。

沙门氏菌有时会生活在鸡蛋里，有时会附着在蛋壳上。为防止二次感染，处理鸡蛋后一定要好好洗手。

购买的新鲜鸡蛋需要冷藏保存

生食的鸡蛋一定要在最佳食用期限内

破碎的鸡蛋要马上食用或者马上烹饪，不允许直接放置不管

图 86　吃鸡蛋的注意事项

在引发食物中毒的细菌中，弯曲杆菌排第一位

在引发食物中毒的细菌中，弯曲杆菌（图 87）取代了沙门氏菌和肠

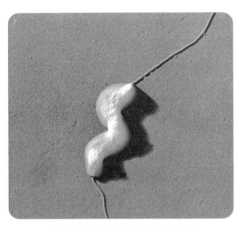

图 87　电子显微镜下的弯曲杆菌
注：照片来自日本大阪府立公共卫生研究所。

炎弧菌，排第一位（图 84）。最近 10 年，每年的患者人数为 1500～3000 人。

弯曲杆菌生活在鸡、牛、猪等动物的消化道内，其中多数生活在鸡的身上。弯曲杆菌有时也会出现在狗、猫等宠物身上，引发间接感染。

感染弯曲杆菌的主要症状是腹泻和腹痛，并多伴有发热、头痛，偶尔还会出现感冒，多数症状会自然治愈。极少数情况下会引发格巴二氏综合征，出现四肢体力下降等症状。

弯曲杆菌的最大特点是潜伏期比较长，为 2～7 天。因此，有的食物中毒事件即使在发病后调查问题食材，也查不出发病原因。

2～6 成的鸡肉上会附着弯曲杆菌

弯曲杆菌的耐热性比较差，预防的关键就是要把肉充分加热后烹饪。

对市场上流通的鸡肉情况的调查结果显示，2～6 成的鸡肉上会附着弯曲杆菌（图 88）。有的顾客之所以会在饮食店生食"鸡肉刺身"时食物中毒，就是因为这些饮食店使用了带有弯曲杆菌的鸡肉。如果想体验生食鸡肉，可以把鸡肉的表面加热后食用，这样会比较安心。不过，儿童和老年人等免疫力低的群体，建议把鸡肉的中间部分加热透后再食用。

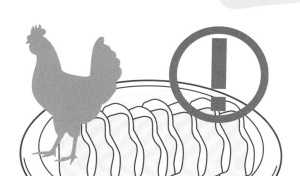

图88　2~6成的鸡肉上会附着弯曲杆菌

注意：不要大量制作咖喱、炖菜后，放置不管

由韦氏梭状芽孢杆菌引发的食物中毒事件，每年有 20~40 起。虽然数量并不是那么多，但是一起中毒事件的感染人数却非常多，这是韦氏梭状芽孢杆菌的一大特点。之所以一起事件就出现很多的感染者，主要是由韦氏梭状芽孢杆菌的性质决定的。

韦氏梭状芽孢杆菌是人和动物大肠内的"常驻菌"，广泛分布于自然界中。和肉毒杆菌一样，韦氏梭状芽孢杆菌也是不喜欢氧气的厌氧性细菌。即使食物已加热处理，但是其仍然会存活，而且在 50℃左右会急速增殖。

因此，韦氏梭状芽孢杆菌多见于大量烹饪汤类、炖菜等的供餐机构。在饮食店或者节假日的时候，人们从前一天就开始大量制作咖喱，把咖喱放入大锅内在室温下放凉，这也是引起食物中毒的原因。慢慢降温的大锅，是韦氏梭状芽孢杆菌的最佳栖居场所。

加热烹饪的食物要尽快食用，这是最好的预防方法。不得已需要保管食物的时候，也要把食物分成小份后放入冰箱，这样可以使食物快速变凉。

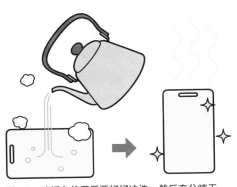

图 89 砧板在使用后要好好冲洗，然后充分晾干

在预防所有细菌引发的食物中毒方面，除洗手之外，砧板等烹饪器具的清理也是非常重要的。因为砧板会经常受损，受损处容易滋生细菌，细菌会通过砧板附着在其他食物上。烹饪器具在使用后要好好冲洗，然后充分晾干（图 89）。

复习吧

1. 生食的鸡蛋要在最佳食用期限内。

2. 2～6 成的鸡肉会被弯曲杆菌污染。

3. 鸡肉尽量充分加热后再食用，避免生食。

4. 韦氏梭状芽孢杆菌的耐热性强。

5. 洗手和彻底清理烹饪器具都是预防韦氏梭状芽孢杆菌感染的有效方法。

18

虱子

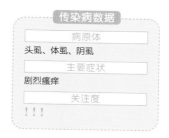

传染病数据

病原体

头虱、体虱、阴虱

主要症状

剧烈瘙痒

关注度

！！！

寄生在人身上的虱子有 3 种。如同"逐一处理、一个不留"，杀灭头虱的时候，不要放过任何一处，要把所有虱子卵全部杀灭！

虱子寄生在人和狗、猫等动物身上

生活在日本的虱子有 1000 多种，主要寄生在人和狗、猫等动物身上。不同种类的虱子选择的宿主不同，寄生在狗、猫等动物身上的虱子不会传染人。同样，寄生在人身上的虱子有时也不会传染动物。

寄生在人身上的虱子有 3 种：寄生在头部的头虱、喜欢衣服和内衣的体虱、主要潜藏在阴毛处的阴虱。它们的名字分别来源于各自喜欢寄生的地方。虱子卵、幼虫、成虫分别可以用肉眼辨认，幼虫和成虫看起来差别不大。雌虱子会有产卵和不产卵的差别。头虱和体虱长得非常相似，肉眼很难分辨清楚。头虱有 2 ~ 3 毫米大小，体虱比头虱大出一圈。只有阴虱的形状比较独特，类似于螃蟹，身长有 1 ~ 2 毫米（图 90）。

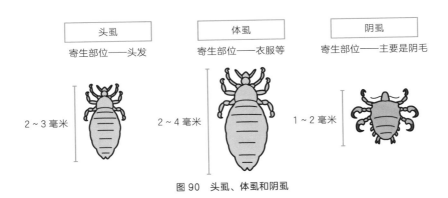

头虱	体虱	阴虱
寄生部位——头发	寄生部位——衣服等	寄生部位——主要是阴毛

2～3毫米　　　2～4毫米　　　1～2毫米

图 90　头虱、体虱和阴虱

随着虱子增多及其吸血量的增加，人会瘙痒难耐

　　虱子靠吸人血生存。虱子在吸血时会注入唾液，唾液有利于吸血，会引发过敏反应，产生瘙痒。虱子卵约孵化 1 周，幼虫和成虫 1 天吸血数次，主要症状是剧烈瘙痒。

　　在 1～2 只幼虫或成虫寄生阶段，几乎没有瘙痒出现。但随着时间的推移，成虫产卵后，幼虫和成虫的数量不断增多，瘙痒也会增多（图 91）。虽说是瘙痒，但是一旦抓伤皮肤，伤口会因为葡萄球菌等细菌引发二次感染，出现发热、剧烈疼痛等症状。皮肤出现炎症或者体虱和阴虱，会造成色素沉淀。剧烈瘙痒会使人焦躁不安、难以入眠，产生精神负担。

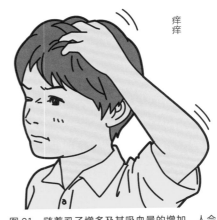

痒痒

图 91　随着虱子增多及其吸血量的增加，人会瘙痒难耐

以其他疾病作为媒介的体虱

体虱主要寄生在衣服和内衣的接缝或折痕处，只有吸血的时候才会移动到人的皮肤上。感染的原因在于多人共穿附着体虱的衣物。保持良好的洗衣、卫生习惯，且每天洗澡后穿干净内衣和衣服的人几乎不会感染。

第二次世界大战后，日本的卫生状况得到改善，体虱几乎见不到了。但是近年来，一些无家可归的人、日常生活比较困难的独居老人陆续出现感染症状（图92）。一旦感染，就要用淋浴等冲洗全身，然后换上干净的衣物。虽然洗衣服的时候成虫会被抖落，但是虫卵会牢牢地黏在衣服上，清洗不掉，建议最好把感染过的衣服丢掉。

头虱和阴虱不会引发其他疾病，但体虱会以斑疹伤寒、回归热（都是四类传染病）等病原体作为媒介传播疾病。这些传染病虽然在日本几乎不会出现，但是其他国家旅行的时候，务必要注意。

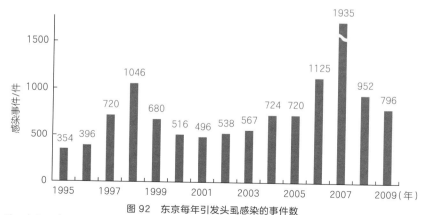

图92 东京每年引发头虱感染的事件数

注：参照日本国立传染病研究所的数据制作而成。

"虱子 = 不干净"的想法大错特错

受战前和战中多发体虱的影响，有很多人会认为"虱子 = 不干净"（图 93 ）。其实，这是大错特错。在干净的环境中，也会感染头虱和阴虱。

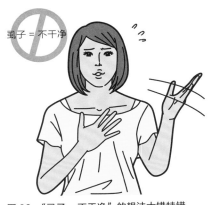

虱子 ≠ 不干净

图 93 "虱子 = 不干净"的想法大错特错

阴虱很容易通过性行为感染，在日本阴虱的感染者反而比较多。阴虱主要寄生在阴毛上，在阴毛根部产卵，随着幼虫和成虫的数量增加，阴部周围会出现剧烈瘙痒。阴虱不仅寄生在阴毛上，还寄生在大腿周围的毛、胸毛、腋毛和胡须等毛发上。

得知自己感染后，虽然可以在药店购买药物进行治疗。但是要注意的是，这时或许你已经把阴虱传染给自己的性伴侣。此外，极少数阴虱还会附着在寝具和马桶座便上。为避免感染阴虱，被子等寝具要阳光杀菌，避免共用寝具。

与大人的头发相比，头虱更喜欢儿童的头发

头虱多见于 12 岁以下的儿童，也会在幼儿园、学校等引发集体性感染。在幼儿园午睡和小伙伴一起玩耍的时候，如果头部互相接触，头虱会在头发间爬来爬去。共用牙刷、头绳和毛巾等也会引发感染。

由于中学生和朋友间的亲密度降低，所以中学生之间引发感染的情况要比儿童少得多。头虱不喜欢吹风机的热风和理发护发用品，大人使用这些东西的机会很多，很难感染。

仔细检查儿童头部，把头虱全部消灭

要是儿童感觉头部瘙痒，那就需要检查一下是否已感染头虱（图94）。虽然幼虫和成虫也会在头部移动，但因其数量很少，很难被发现。判断的依据是看发根周围是否有虱子卵。虱子卵是乳白色，呈椭圆形，身长约 0.5 毫米。成虫 1天会产卵 4 ~ 6 个，在 1 个月的生命中会产卵 50 ~ 150 个。儿童抓挠的部位、耳朵和衣领周围，这些地方都要逐一检查。

一旦发现头上有头虱寄生，就需要立即消灭它们。注意不要把头皮屑错认为成虫子卵。只用手指头捏不干净，商店里有销售

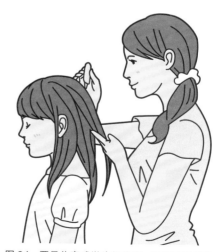

图 94　要是儿童感觉头部瘙痒，那就需要检查一下是否感染头虱

专门用于消灭头虱的洗发水和香粉，使用起来比较方便。近年来，出现了对药物有抵抗力的头虱。消灭头虱比较困难的时候，请去保健所就诊。

不管是头虱还是阴虱，只要离开人体不能吸血，2～3 天就会饿死。为避免家庭内部感染，不要共用寝具、毛巾等，同时要勤扫除。虱子的耐热性比较差，寝具、衣服等用 60℃以上的开水浸泡 5～10 分钟后再洗，洗完再用熨斗熨烫的效果更佳。无法用开水浸泡的时候，把衣服等放在塑料袋里密封 2 周左右，虫卵和成虫也都会被消灭。

复习吧

1 寄生在人身上的虱子有 3 种，"虱子＝不干净"的想法大错特错。

2 主要症状是剧烈瘙痒，注意不要过分抓挠。

3 要注意头虱和阴虱在家庭内部的感染。

4 60℃以上的开水就可以杀灭虱子，感染头虱的时候要仔细搜找虫卵，并火速消灭。

19

单纯疱疹病毒感染

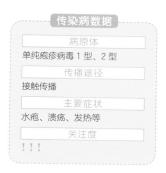

本部分介绍口周疱疹、生殖器疱疹等大众熟知的单纯疱疹病毒传染病。单纯疱疹病毒感染后，在体内有一定的潜伏期，感染一次后会有再次感染的可能。

疱疹有很多伙伴，如水痘

所谓疱疹是指由疱疹病毒引发的一种感染性疾病，会导致皮肤出现水疱或溃疡等症状。单纯疱疹病毒传染病和以"水疱疮"之名被大众熟知的水痘，都是疱疹的伙伴。

能感染人的疱疹病毒有8种。病毒种类不同，引发的症状也各不相同。单纯疱疹病毒有两种类型，分别是单纯疱疹病毒 1 型和单纯疱疹病毒 2 型（图 95），单纯疱疹病毒传染病就是由这两种病

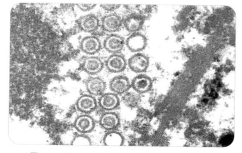

图 95　电子显微镜下的单纯疱疹病毒 2 型
注：照片来自日本国立传染病研究所。

111

毒引发的。单纯疱疹病毒 1 型引发的疾病有口周疱疹、眼角膜疱疹等。单纯疱疹病毒 2 型是引发生殖器疱疹的主要原因（表 6）。

表 6　疱疹病毒的种类及其引发的主要疾病

种　类	主要疾病
单纯疱疹病毒 1 型	唇疱疹、疱疹性龈口炎、卡波西水痘样疹和眼角膜疱疹等
单纯疱疹病毒 2 型	生殖器疱疹等
水痘—带状疱疹病毒	水痘—带状疱疹
EB 病毒	传染性单核细胞增多症
巨细胞病毒	巨细胞病毒感染、肺炎、网膜炎
人疱疹病毒 6 型	突发性发疹症、脑炎等
人疱疹病毒 7 型	突发性发疹症
人疱疹病毒 8 型	卡波西肉瘤

感染过一次的病毒，一生都会留在体内

单纯疱疹病毒 1 型和 2 型会从黏膜和皮肤的伤口处侵入人体。无论哪种病毒，一旦感染，一生体内都会留有病毒。如唇疱疹、生殖器疱疹，虽然通过治疗，症状会有所缓解，但病毒仍然潜藏在神经节的神经末梢。这就是单纯疱疹病毒的最大特点，因此被称为潜伏感染。

有 50% ~ 70% 的日本人感染了单纯疱疹病毒 1 型（图 96），其感染率之所以很高，是因为有

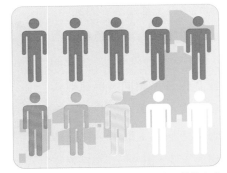

图 96　50% ~ 70% 的日本人感染了单纯疱疹病毒 1 型

潜伏感染。初次感染的时候，症状几乎不明显，导致有很多人还未注意就感染了病毒。顺便说一下，有 5%～10% 的日本人感染了单纯疱疹病毒 2 型。

免疫力低会导致疱疹复发

单纯疱疹病毒 1 型和 2 型在初次感染后会潜藏在哪里？不同的病毒潜藏地点不一样。单纯疱疹病毒 1 型一般潜藏在头部神经节，单纯疱疹病毒 2 型一般潜藏在腰部神经节，它们平时都处于休眠状态，"很老实"地潜藏在体内，对身体没有任何影响。但是如果出现感冒、疲劳、精神紧张等免疫力低的情况，它们会突然开始活跃，导致疾病复发。

复发时的症状一般比第一次轻。感染过一次，体内就有了免疫力，所以很多的症状很轻。但是单纯疱疹病毒会反复复发，非常难对付。因此，大家平时要注意自己的身体状况，和单纯疱疹病毒好好"相处"，这是非常重要的。

唇疱疹是口周疱疹的前兆

单纯疱疹病毒 1 型本来的生活区域就是口唇、口腔黏膜、眼睛和手指等部位。口周疱疹是指在唇部和口腔周围出现感染症状的一种疾病。从发病前到逐渐恢复需要经历 4 个阶段：①唇部和口腔周围会有一种麻酥酥、连续刺痛又瘙痒难受的感觉，这是发病的前兆；②半天内会红肿；③1～3 天后会出现水疱；④最终会出现疮痂，这是恢复的标记。几乎都会在 10 天～2 周痊愈。

有时，初次感染也会出现严重症状，如易多发水疱、发热和淋巴结肿大等。复发的时候，唇部和口腔周围会感觉不舒服，需要格外注意。总之，早点开始治疗，就会早点治好。

生殖器疱疹可能会引发流产

单纯疱疹病毒 2 型一般生活在下半身的生殖器和屁股等部位。代表性的生殖器疱疹是性传染病的一种。日本厚生劳动省传染病发生动向调查数据显示，男性生殖器疱疹的感染情况一般在生殖器衣原体感染和淋球菌感染之后；女性生殖器疱疹的感染情况排第二位，仅次于生殖器衣原体感染。生殖器疱疹是一种常见疾病，女性患者比男性患者多得多（图 97）。

男性	
第1位	生殖器衣原体感染
第2位	淋球菌感染
第3位	生殖器疱疹

女性	
第1位	生殖器衣原体感染
第2位	生殖器疱疹
第3位	尖锐湿疣

图 97　性传染病的发病人数排序
注：2013 年，参照日本厚生劳动省传染病发生动向调查的数据制作而成。

和感染生殖器疱疹的人发生性行为，会引发感染，感染后有 4 ~ 10 天的潜伏期，之后生殖器会出现小水疱和溃疡。与男性患者相比，女性患者中的重症病例要更多，并伴有外阴部肿大、无法走路的剧烈疼痛（灼热痛）、排尿困难、发热等症状。有时病毒还会侵入膀胱和子宫，导致无法排尿，进而引发流产。尽早就诊，好好治疗，是非常重要的。

"不单纯"的单纯疱疹

单纯疱疹病毒 1 型和 2 型的传染力非常强，直接触碰溃疡和患病部位会引发感染。单纯疱疹病毒还会通过毛巾、水杯和马桶座便等传染。

此外，如果唾液中含有很多单纯疱疹病毒 1 型，接吻等接触唾沫的行为也会引发感染。

口周疱疹和生殖器疱疹的感染部位前面已经介绍，初次感染的时候未必会感染前面介绍过的相关部位。比如，口交的时候，口唇疱疹会感染生殖器，生殖器疱疹也会感染口腔周围的部位。单纯疱疹病毒在这一点上非常复杂。但是复发的时候，会在原来的口唇和生殖器部位发病。

单纯疱疹是 TORCH 综合征的一种，TORCH 是 4 种微生物英文首字母的缩写：弓形虫（Toxoplasma gondii）、风疹病毒（Rubell virus）、巨细胞病毒（Cytomegalo virus）和单纯疱疹病毒（Herpes simplex virus）。TORCH 综合征是指在风疹、梅毒等母婴感染的传染病中，由于胎内感染引起胎儿严重障碍的一种疾病。虽然孕妇感染单纯疱疹病毒的概率极少，但有可能会产下患有先天性疱疹病毒感染的婴儿。

说到疱疹，人们常常认为这是大人才会感染的传染病，但是婴儿、儿童也会感染（图 98）。一旦出现水疱等症状，不要随意判断，也不要放任不管，要尽快接受医生的正确诊断，好好治疗。

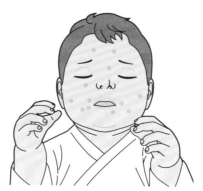

图 98　婴儿、儿童也会感染疱疹

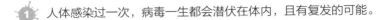

复习吧

1 人体感染过一次，病毒一生都会潜伏在体内，且有复发的可能。

2 有 50%～70% 的日本人感染了单纯疱疹病毒 1 型。

3 单纯疱疹是 TORCH 综合征的一种。所谓 TORCH 综合征是指在母婴感染的传染病中，由胎盘感染引起胎儿严重障碍的一种疾病，名字来自各病原体的首字母。T 是 Toxoplasma gondii（弓形虫）、O 是 others（其他病原微生物）、R 是 Rubella virus（风疹病毒）、C 是 Cytomegalo virus（巨细胞病毒）、H 是 Herpes simplex virus（单纯疱疹病毒）。此外，还有 TORCH 综合征患者学会——TORCH 会（http://toxo-cmv.org）。

20

天花

天花是人类消灭的唯一传染病。现在，由天花病毒引发的生物恐怖事件依然让人恐惧。

传染病数据
病原体
天花病毒
传播途径
飞沫传播、接触传播
潜伏期
7～16 天
主要症状
发热、头痛、出疹等
关注度
！！！

天花虽然消灭了，但天花病毒仍然存在

天花是人类最早且是唯一消灭的传染病，WHO 于 1980 年 5 月发表宣言称，天花在全世界范围内被彻底扑灭。

近代日本的天花发生情况的相关调查资料显示，明治时代出现了 2 万～7 万感染者，前后共暴发了 6 次流行，导致 0.5 万～2 万人死亡。此外，第二次世界大战后的 1946 年，出现了 1.8 万人左右的感染者，约 3000 人死亡。天花没有根本的治疗方法，通过紧急接种疫苗（图 99），流行很快就得到了控制。之后，感染者陆续减少。

自 1956 年开始，日本再也没有出现过天花感染病例。基于此，日本于 1976 年停止疫苗接种。之前 WHO 发表的天花消灭宣言，宣告天花已经成为过去。虽然天花已从地球上消失，但天花病毒仍然存在。

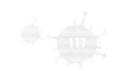

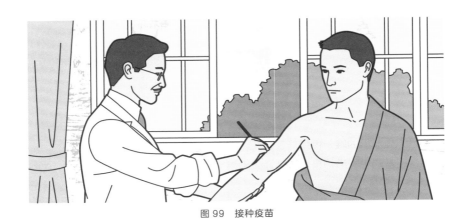

图 99　接种疫苗

天花病毒被用于生物武器

　　天花被消灭以后，各国的研究机构里仍然保管着天花病毒及其疫苗。1995 年，各国针对这种情况进行讨论，最后决定只在美国和俄罗斯的 2 个研究室里保管它们。至今，天花病毒还作为冻结试剂存放于研究室的液氮中。至于是否要一直这样保管下去，世界各国仍然还在讨论。

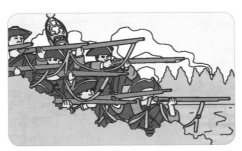

图 100　法国印第安人战争

　　在 18 世纪中期暴发的法国印第安人战争中，有传说天花病毒已经被当作生物武器使用了（图 100）。

　　英国军队在美洲大陆与法国军队战斗，最终战胜了法国和作为法国同盟的印第安原住民部落。据说战争结束后，英国向他们赠送了天花患者使用过的毛巾。现在，由天花病毒引发的生物恐怖事件依然让人恐惧。

以防万一的生物恐怖应对措施，正在不断推进

除天花病毒外，鼠疫杆菌、肉毒杆菌和炭疽杆菌等都可能被用于生物武器，让人恐惧。实际上，美国在 2001 年就发生过使用炭疽杆菌的恐怖行动。以这次恐怖事件为契机，日本开始意识到要实施针对生物恐怖的应对措施。

以防天花患者再次出现，日本从 2001 年开始储备天花疫苗。疫苗必须在感染后 4 天内接种，否则就没有效果，从这一点讲，仅仅储备疫苗或许不能说是做好了万全的准备。但是从另一方面考虑，停止疫苗接种已经 40 年了，现代人对于天花并没有免疫力，所以储备疫苗也可以说是一项重要的应对措施。顺便说一下，20 世纪 70 年代以前接种的疫苗，由于时间的流逝，效果并不好。

我们当然不希望人类好不容易消灭的天花再次流行，但是为了以防万一，我们必须冷静地收集相关信息，时刻做好应对准备。

21~23

夏季感冒

（咽结膜炎、手足口病和疱疹性咽峡炎）

夏季感冒是夏季多发生于儿童的代表性传染病。家里有婴幼儿的人尤其应该知道夏季感冒的特点和预防方法。

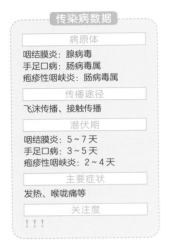

传染病数据

病原体
咽结膜炎：腺病毒
手足口病：肠病毒属
疱疹性咽峡炎：肠病毒属

传播途径
飞沫传播、接触传播

潜伏期
咽结膜炎：5～7天
手足口病：3～5天
疱疹性咽峡炎：2～4天

主要症状
发热、喉咙痛等

关注度
！！！

在5岁以下的婴幼儿中流行的"三大夏季感冒"

咽结膜炎、手足口病和疱疹性咽峡炎是5岁以下的婴幼儿在夏季容易感染的代表性传染病。一般把它们统称为"夏季感冒"，也叫"三大夏季感冒"。

虽然它们被统称为"夏季感冒"，但是其病原体和症状却各不相同。由于感染者会出现发热、喉咙痛等症状（表7），有时会被误认为感染了重症溶血性链球菌。

咽结膜炎、手足口病和疱疹性咽峡炎的症状都有各自的特点。一般来说，感染者会自然痊愈，极少数会出现严重症状。大人必须要注意二次感染。尤其是家里有婴幼儿的，应该好好了解夏季感冒的症状、注意事项和预防方法。

表7　咽结膜炎、手足口病、疱疹性咽峡炎的病原体和症状

传染病	病　毒	症　状
咽结膜炎	腺病毒	咽炎、结膜炎、发热
手足口病	肠病毒属（肠病毒、柯萨奇病毒）	口腔内、手掌、脚底出疹子和水疱（少数发热）
疱疹性咽峡炎	肠病毒属（肠病毒、柯萨奇病毒）	口腔内出疹子和溃疡、发热

咽结膜炎要注意咳嗽、打喷嚏等引发的飞沫传染

　　咽结膜炎的正式名称是"咽结膜热"。5岁以下的婴幼儿感染者约占7成，感染者人数从6月份开始逐渐增多，7—8月份达到高峰期。一到夏季，很多幼儿园和学校会开放游泳池，在游泳池出现的感染者较多。

　　腺病毒以游泳池的水为媒介，由黏膜侵入人体，通过儿童之间的密切接触引发感染。除游泳池外，腺病毒还会通过毛巾、楼梯扶手和门把手等引发感染。有时还会通过咳嗽、打喷嚏等喷出的飞沫引发感染。腺病毒的传染力很强，经常会在幼儿园和学校引发集体性感染。避免共用毛巾（图101）、进游泳池前后用淋浴冲洗身体等都是有效的预防方法。

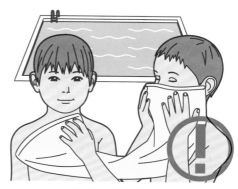

图101　避免共用毛巾

儿童的主要症状治愈后，2 天内禁止入园、入校

腺病毒的潜伏期是 5~7 天，主要症状为 38℃以上的高热、咽炎和结膜炎。最初，一只眼睛会出现眼屎、充血等症状，之后，另一只眼睛也会出现相同症状。大人发病症状也是这样，但绝大多数大人的症状比婴幼儿的轻。没有特别的治疗方法，主要采用对症疗法。眼部疾病严重的时候，必须要接受专业的眼科治疗。只有这样，才不会留下永久性伤害。

根据日本文部科学省的指定，儿童的主要症状治愈后，2 天内禁止入园、入校（有例外，图 102）。所有症状治愈，通常需要 1~2 周的时间。大人感染时，要勤洗手、戴口罩，这样可以防止感染扩大。

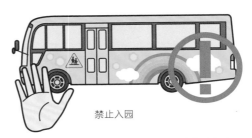

禁止入园

图 102　主要症状治愈后，儿童 2 天内禁止入园

手足口病会导致手掌、脚底和口腔内等部位出现小疱疹

约 9 成的手足口病感染者是 5 岁以下的婴幼儿。手足口病会通过接触传染，所以在幼儿园等儿童多的地方会引发集体性感染。手足口病的发病时间要稍早于咽结膜炎和疱疹性咽峡炎，大概在 7 月中下旬迎来高峰期，进入 8 月后会逐渐减少。

3～5天的潜伏期后，手掌、脚底和脸颊内侧会出现2～3毫米的红色小疱疹（图103）。感染者中出现发热症状的很少，约占1/3。即使发热，一般是37℃左右的轻微发热，几乎没有持续高热的情况。通常几天的时间就会自然痊愈，小疱疹也会在1周左右消除。

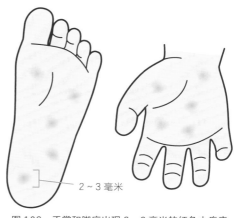

2～3毫米

图103　手掌和脚底出现2～3毫米的红色小疱疹

极少数情况下，会引发髓膜炎、小脑失调症等并发症。如果出现高热、呕吐等症状，一定要去医院就诊。大人发病的话，通常症状会很严重，并伴有疼痛。

疱疹性咽峡炎会引发剧烈的喉咙痛和高烧

疱疹性咽峡炎的发病特点是口腔黏膜上会出现小疱疹和炎症。约9成的感染者是5岁以下的婴幼儿，通常会在每年7月中旬至8月迎来发病高峰。

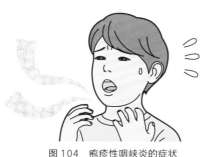

图104　疱疹性咽峡炎的症状

2～4天的潜伏期后，会突然发热并伴有喉咙痛、喉咙肿大，主要表现为喉咙深处出现直径为1～2毫米的水疱，有的时候会出现5毫米左右的水疱（图104）。之后水疱破碎，引发溃疡。而且这些水疱还会导致很多感染者进食时出现喉咙痛。

疱疹性咽峡炎引起的发热通常是 38℃以上的高热，一般 2～4 天退热，稍晚几天口腔内的小疱疹也会恢复，通常 1 周左右会自然痊愈。大人的感染症状和婴幼儿的相同。极少数感染者会出现急性心肌炎等并发症。除发热外，还可能出现头痛、呕吐等症状，需要尽快就诊。

既没有治疗药物，也没有疫苗，该如何预防夏季感冒呢

勤洗手是儿童预防传染病的重要方法。洗手这件事，儿童在幼儿园也可以一个人很好地完成，家长要提前认真教授（图 105）。儿童经常会有一些不好的习惯，如舔手指、咬指甲、揉眼睛和抠鼻子等。家长要教育儿童尽量不要养成这些不好的习惯。

为避免传染，大人也要注意二次感染。不管是咽结膜炎、手足口病还是疱疹性咽峡炎，都会在治愈后的 2～4 周，通过大便把病毒排出体外。儿童和大人如厕后，必须要洗手，而且大人给婴儿换完尿布后也要好好洗手。趁此机会重新了解洗手的方法也是非常有必要的。

平时要好好观察儿童的身体情况（图 106）。毕竟不是所有的病都

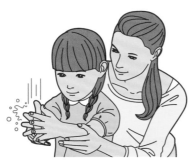
图 105　家长要提前认真教孩子洗手

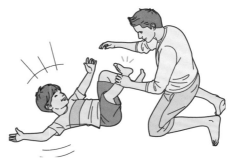
图 106　平时要好好检察儿童的身体情况

和手足口病那样，在手掌和脚底出现小水疱。刚刚还活蹦乱跳的儿童，一旦感染疱疹性咽峡炎，就会突发高热。如果平时时刻注意他们的身体状况，就会早点发现一些问题。

复习吧

1. 多发生于儿童的代表性夏季传染病有 3 种：咽结膜炎、手足口病和疱疹性咽峡炎。

2. 咽结膜炎和疱疹性咽峡炎会引发 38℃以上的高热。

3. 要教育儿童好好洗手。

4. 大人要注意通过大便排出体外的病毒，避免引发二次感染。

24

诺如病毒传染病

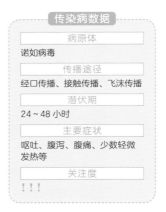

传染病数据

| 病原体 |
| 诺如病毒 |
| 传播途径 |
| 经口传播、接触传播、飞沫传播 |
| 潜伏期 |
| 24～48 小时 |
| 主要症状 |
| 呕吐、腹泻、腹痛、少数轻微发热等 |
| 关注度 |
| ！！！ |

诺如病毒的传染力极强，易引发集体性感染，已经成为近年来的热门话题。
要认真确认预防感染和二次感染的要点！

反复呕吐、腹泻，要提前想好预防脱水的对策

诺如病毒胃肠炎是传染性胃肠炎的一种。传染性胃肠炎是指由细菌和病毒等微生物引发的胃肠炎的总称。引发胃肠炎的病毒，除诺如病毒外，还有轮状病毒和腺病毒等。

诺如病毒胃肠炎一旦发病，会反复呕吐、腹泻，有时 1 天会出现数次甚至十多次。尤其是儿童和老年人，如何预防脱水是非常重要的，因为脱水可能会导致症状加重。儿童和老年人一旦症状严重，就要考虑尽快就诊。

就诊之前，可以通过吸收性好的口服补水液预防脱水。自己在家里也可以制作口服补水液（图 107）。

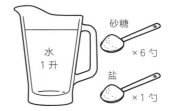

图 107　在家制作口服补水液的方法
注：准备 1 升的水，用茶匙放入 6 勺砂糖、1 勺盐，充分混合后就制作完成。

停止腹泻也有可能导致症状恶化，这时就不要胡乱服用补水液了。

就诊后，只能通过对症疗法减轻脱水症状，并没有治疗诺如病毒胃肠炎的特效药和疫苗。通常几天后症状就会减轻，直至自然恢复，但也不能因此就安心了。之后的 10 天~ 1 个月，病毒会通过大便排出体外，要注意避免排出的病毒对他人造成二次感染。

仅仅 1 克的粪便就会造成 1000 万人感染

诺如病毒的种类有数十种，人在一生中不是只感染一次，而是可以感染很多次。每年 11 月，诺如病毒胃肠炎就开始流行，11—12 月达到高峰期（图 108）。在日本，传染性胃肠炎多发于冬季。

10 ~ 100 个诺如病毒就可以引发感染，这是诺如病毒胃肠炎的最大特点。顺便说一下，感染者的 1 克粪便中含有 1 亿个诺如病毒。假设 10 个诺如病毒就能引发感染，那么东京都 23 个区的人口约为 1000万，仅仅 1 克粪便就会引发感染，这是多么恐怖的事情！有的人即使感

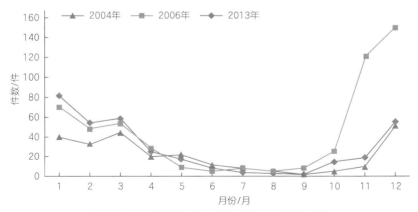

图 108 诺如病毒传染病每月发生件数的年份变化情况
注：参照日本厚生劳动省的数据制作而成。

染了，也没有任何症状。诺如病毒有无比强大的传染力，恐怕会让大都
市的所有社会功能都停止。

要注意集体性感染，梦幻般的豪华客轮也……

诺如病毒胃肠炎极易在保育所、小学、老年公寓和宾馆等场所引发
集体性感染。美国 1 年有 2300 万人感染诺如病毒。2015 年 5 月，在英
国的豪华客轮巴尔莫勒尔号上暴发诺如病毒胃肠炎，1163 位乘客中有
超过 300 人感染了诺如病毒（图 109）。

2006 年 12 月，日本暴发了诺如病毒胃肠炎，东京的某宾馆内出现
436 位感染者，一时间成为特大新闻。2014 年 1 月，在静冈县滨松市的
多所小学发生集体性感染，此次感染导致 19 所学校的 1271 名小学生无
法到校上学。1 次感染事件就会导致多人感染，这是诺如病毒胃肠炎的
最大特点。

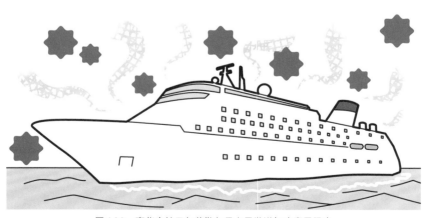

图 109　豪华客轮巴尔莫勒尔号上暴发诺如病毒胃肠炎

约 7 成的食物中毒患者感染的是诺如病毒

诺如病毒会引发食物中毒，引发食物中毒的食材主要是牡蛎等拥有两片贝壳的动物。这些两片贝壳的动物喝了被诺如病毒污染的海水，病毒蓄积在内脏里，人们再食用生的或者未充分加热的牡蛎，就会引发感染。除两片贝壳动物外，诺如病毒还会附着在食物上。感染诺如病毒的人在烹饪食物的时候，会在不知不觉中使诺如病毒附着在食物、餐具或器具上（图110）。

日本厚生劳动省发布的 2013 年食物中毒发生状况显示，1 年内发生的食物中毒事件中有约 35.2% 是由诺如病毒引发的，患者人数增加至 60.9%。由诺如病毒引发的食物中毒的事件数和患者人数都排在第一位。

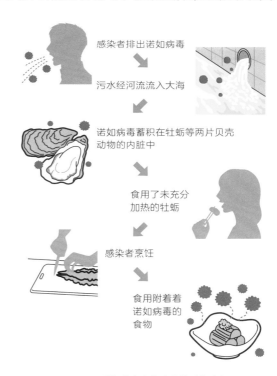

感染者排出诺如病毒

污水经河流流入大海

诺如病毒蓄积在牡蛎等两片贝壳动物的内脏中

食用了未充分加热的牡蛎

感染者烹饪

食用附着着诺如病毒的食物

图 110　诺如病毒食物中毒的感染途径

123

食物在充分加热后，会杀灭诺如病毒

牡蛎是诺如病毒传染源的代表性食材，不是所有人在食用后都会感染。冬季生吃牡蛎是非常美味的。要注意的是，抵抗力弱的老年人、儿童和成人中患有免疫力低等疾病的人，都不要生吃牡蛎，要充分加热后再食用。

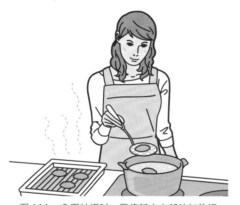

图 111　食用牡蛎时，要将其中心部位加热透

诺如病毒的耐热性很差，85 ~ 90℃下加热 90 秒以上，可以把牡蛎等食物的中心部位热透，这样食用起来会比较安全（图 111）。不要错误地认为油炸牡蛎就很安全，用火把牡蛎的中心部位加热透，这才是最重要的。

在照料感染者的过程中，自己可能会感染

在处理感染者呕吐物的时候，一定要注意避免二次感染。1 克呕吐物中约含有 100 万个诺如病毒。这种病毒有很强的耐干燥性，要在呕吐物变干之前将其尽快处理了。呕吐物干燥后，其中的诺如病毒会随着灰尘飘浮在空气中，被人吸入后会引发感染。

用抹布擦拭呕吐物的时候，要戴好一次性口罩、围裙和塑料手套（或橡胶手套），这样就比较安全了。可以用双手把呕吐物夹在中间，使用布或纸巾擦拭干净，使用后的布或纸巾放进塑料袋密封处理。之后，

用浸泡过次氯酸钠溶液的布或纸巾，再擦拭一遍刚刚出现呕吐物的地方（图 112）。诺如病毒对酒精的抵抗力也很强，处理呕吐物后，要在流水状态下用肥皂把手彻底清洗干净。

当然，感染者在如厕后也要好好洗手。尤其是腹泻严重的时候，建议养成良好的"腹泻礼仪"。洗手之前需要触摸的地方（如水龙头出水杆、门把手和自来水开关等），最好不要用擦屁股的手触摸，要用另一只手触摸。

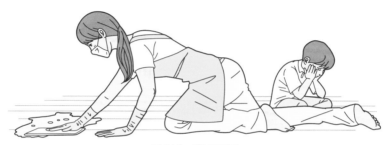

图 112 擦拭呕吐物

复习吧

1　1克粪便中约含有 1 亿个诺如病毒，1 克呕吐物中约含有 100 万个诺如病毒。

2　要提前想好针对儿童和老年人脱水的应对措施。

3　牡蛎等两片贝壳动物要充分加热后，食用才会更安全。

4　勤洗手，认真消毒，避免在家庭内部引发二次感染。

25

麻疹

环视全球，因感染麻疹而死亡的人为数众多，它是一种极其严重的传染病。日本虽然被排除在麻疹感染国之外，但也要警惕输入型麻疹感染病例。

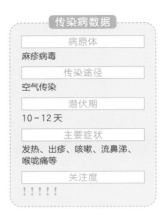

传染病数据
病原体
麻疹病毒
传染途径
空气传染
潜伏期
10～12天
主要症状
发热、出疹、咳嗽、流鼻涕、喉咙痛等
关注度
！！！！！

在所有病毒中，麻疹病毒的传染力最强

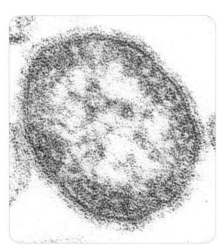

图113 电子显微镜下的麻疹病毒
注：照片来自日本国立传染病研究所。

在日本，麻疹多被称为"has-hika"，很多人并不知道它的正式名称，常常会把它和被称为"三日疹"的风疹弄混。

和风疹不同，麻疹主要是通过空气传染。在所有的病毒中，麻疹病毒（图113）的传染力是最强的，可以长时间持续飘浮在空气中或者附着在物体的表面。与风疹病毒相比，麻疹病毒更容易转移（图114），比如，仅仅是和感染麻疹的人一起待在宽敞的体育馆里，就有可能被传染。免疫力低的人一旦感染，几乎 100% 发病。

麻疹的重症病例比风疹多，它会引发肺炎、脑炎等并发症，严重情况下甚至会导致死亡。并发症多发生于未满 5 岁的婴幼儿和 20 岁以上的成人。虽然有安全且成本低的麻疹疫苗，但麻疹仍然是导致世界各国儿童死亡的主要原因。虽然发达国家几乎没有出现麻疹死亡病例，但它仍可能会威胁人的生命。

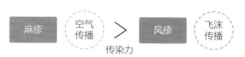

图 114　麻疹和风疹的传播途径的区别

麻疹的典型症状：高热、皮肤生出白色和红色小疱疹

感染麻疹病毒后，要经历前驱期和出疹期后才能恢复。

潜伏期后，首先进入 2~3 天的前驱期。前驱期会出现 38℃的发热、咳嗽、流鼻涕和喉咙痛等类似感冒的症状。脸颊内侧的黏膜上会出现一种叫作科普力克氏斑的白色小疱疹，直径约为 1 毫米。

之后进入 4~5 天的出疹期（图115）。一旦退烧后，会突然再次出现 39~40℃的高烧。紧接着在脸部和头部出现红色的小疱疹，直径为2~3 毫米，之后慢慢扩散至身体和

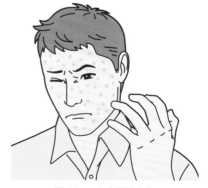

图 115　出疹期的症状

四肢。截至 2015 年 7 月，还没有研发出抗病毒药剂，在医疗机构接受治疗可以减轻症状。

出疹期过后便逐渐退烧，全身的症状也开始好转。只要不患上其他并发症，7 ~ 10 天便可恢复。不过，与婴幼儿感染者相比，成人感染后的症状会更加严重。孕妇感染则可能导致流产或死胎，必须要注意。

麻疹在美国各地区的暴发

从前驱期的第 1 天开始到出疹后的 4 ~ 5 天，是麻疹病毒的传染期。前驱期的传染力是最强的，即使仅仅与前驱期的患者擦肩而过，也可能被传染。但是前驱期的症状常常会让人以为是感冒，所以有很多人会勉强外出。如果人人都不接种疫苗获得免疫力，恐怕会扩大传染。

最让人记忆犹新的是，2014 年，美国暴发麻疹。同年 12 月，加利福尼亚州的迪士尼乐园暴发麻疹，之后扩大到各地区。截至 2015 年 3 月，美国 17 州共计 147 人感染。其中，感染者最多的州是加利福尼亚州、亚利桑那州、伊利诺伊州，这 3 个州的儿童疫苗接种率低，为 50% ~ 86%。麻疹在美国大流行的原因也在于此，之后，政府再次呼吁人们要好好接种疫苗。

2007 年在日本大流行，引发学校停课等社会问题

提到近年来在日本的麻疹大流行，就不得不提 2007 年。以关东地区为中心暴发成人麻疹（15 岁以上的人感染麻疹），引发全国各地的学校停课、封闭等社会问题。2007 年 4 月 1 日到 7 月 21 日，全国共有 263 所学校停课，高中和大学占了大多数。

当时，麻疹患者都是小的时候没接种过疫苗或者只接种过 1 次。因此，日本政府规定，从 2008 年开始连续 5 年的时间，与初中 1 年级、高中 3 年级学生年龄相当的人都要定期接种 2 次疫苗。只要接种 2 次疫苗，肯定可以获得免疫力。患过麻疹一次恢复之后，就可以终生获得免疫，不会引发二次感染。

日本从"麻疹输出国"成为"麻疹输入国"

日本以 2007 年的大流行为契机，实施了各种应对措施。因此，从 2009 年开始，报告的感染病例数开始减少。以前，日本被美国等国指责为"麻疹输出国"，但是近年来"麻疹输入病例"开始增加。从 2013 年下半年到 2014 年，报告病例再次增多（图 116）。在海外感染、国内发病的输入病例增多，是导致报告病例增多的主要原因。要科学接种疫苗，密切关注麻疹输入病例，才可以有效预防。

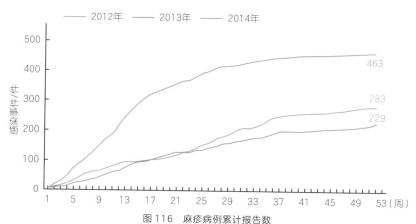

图 116　麻疹病例累计报告数
注：2012—2014 年，参照日本国立传染病研究所的数据制作而成。

2015 年，日本被认定为 "麻疹消除国"

2015 年 3 月，日本厚生劳动省公布了 WHO 对日本的认定报告，认定日本处于 "麻疹消除状态"。WHO 作出 "消除状态" 的认定标准为："在适当的检测标准下，3 年内未检测出由本土麻疹菌株引发的感染。" 根据基因型的解析，这一标准的认定有一定的启发性，普通人或许很难理解。不管怎样，日本现在是麻疹安全国家。

即使被认定为麻疹消除国，也不能疏忽大意。最好的麻疹预防对策就是接种疫苗，为了继续保持消除状态，必须要接种 2 次疫苗，这样可以获得免疫力（图 117）。接种疫苗也是预防风疹的有效方法。在接种麻疹疫苗后也可以接种风疹疫苗，两种疫苗可以同时接种。

WHO 的统计数据显示，2000 年全世界因麻疹死亡的人数高达 54.42 万人。随着疫苗接种率的提高，2013 年死亡人数为 14.57 万人，减少了约 75%。全世界都以减少死亡人数为目标而共同努力着。

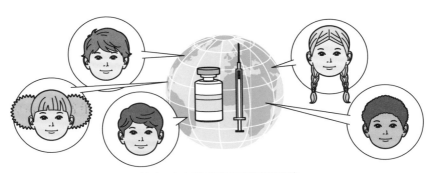

图 117　接种 2 次疫苗是预防麻疹的有效方法

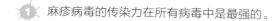

1. 麻疹病毒的传染力在所有病毒中是最强的。

2. 最好的预防对策是接种 2 次疫苗。

3. 近年来，日本的输入性麻疹病例在增加。

26

风疹

2013 年，风疹在日本的大规模流行让人记忆犹新。风疹的传染力比流感强得多，孕妇要特别注意！

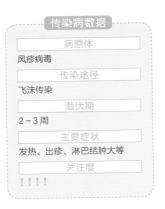

传染病数据
病原体
风疹病毒
传染途径
飞沫传染
潜伏期
2～3 周
主要症状
发热、出疹、淋巴结肿大等
关注度
！！！！

2013 年风疹大流行时，约 9 成的患者是成年人

2013 年，风疹从东京开始流行，逐渐扩大至首都圈和近畿地区。那次流行使日本全国出现 14357 名患者（图 118），其中约 7 成患者是男性。男性患者中 20～40 岁的人约占 8 成，女性患者中 20 多岁的人居多。因此，约 9 成的患者是成年人。风疹曾经是儿童易感染的疾病之一，近年来，易感染的成年人却不断增加。

2013 年，世界多国风疹患者人数调查数据显示，美国有 9 人、加拿大和西班牙各有 2 人、澳大利亚有 26 人、英国有 13 人。在认真实施疫苗接种对策的发达国家，感染风疹的情况较少，患者人数不足

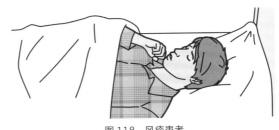

图 118　风疹患者

100 人。日本虽然也是发达国家，但是风疹的患者人数却惊人的多。因此，2013 年的大流行也成为海外热议的话题。

近年来，成人患者不断增加的原因

目前，还没有可以击退风疹病毒的治疗药，疫苗预防是关键（图 119）。

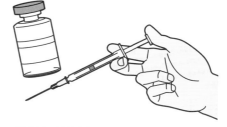

1977 年 8 月到 1995 年 3 月，只有初中女生接种过疫苗，导致 1979 年 4 月 1 日之前出生的男性没有接种疫苗。而且，从 1979 年 4 月 2 日到 1995 年 4 月 1 日出生的人的

图 119　接种疫苗是预防风疹的有效措施

疫苗接种率很低，这一点已经很清楚（图 120）。

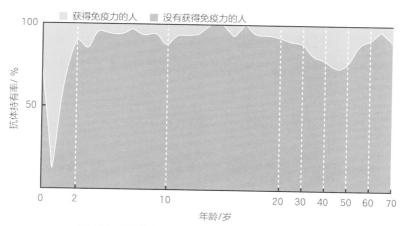

图 120　**男性携带风疹抗体的情况**（截至 2015 年 3 月）
注：参照日本国立传染病研究所 2014 年传染病流行预防调查通报的数据制作而成。

近年来，成人感染者不断增加的原因是他们在小时候没有接种过疫苗。在这样的背景下，2013 年暴发了风疹。

风疹传染力比流感强得多

风疹病毒是引发风疹的原因，其传染力格外得强。如果自身没有携带抗体，它的传染速度是流感病毒的 2 ~ 5 倍。人一旦感染风疹病毒，经过 2 ~ 3 周的潜伏期后，耳朵后面和脖子上的淋巴结会肿大。几天后，会出现发热症状，同时脸上生出淡红色的小疱疹并伴有轻微瘙痒，之后小疱疹会由脸部扩散至全身。

风疹的症状因人而异，有的人会持续高热，有的人会引发血小板减少性紫癜、急性脑炎、关节炎等并发症。相反，有的人症状轻微，有的人没有任何明显症状。约半数的患者会出现发热症状，有的患者淋巴结没有肿大却突然发热、出疹。没有明显症状的非显性感染者，占全部患者的 15% ~ 30%。症状轻微的感染者和非显性感染者中，有很多人并没有意识到自己已经感染。

此外，还有的患者从症状出现的几天前，就已经感染。症状出现后才知道自己感染风疹，但为时已晚，可能已经传染给了很多的人。

"三日疹" 不是麻疹，而是风疹

与麻疹相比，风疹的症状多数较轻微，出疹后，疹子也不会长时间残留，通常 3 ~ 5 天就会消失，所以叫作 "三日疹"。这种叫法常常会让人把风疹和麻疹混淆。比如，过去接种过麻疹疫苗的人，一直认为自己接种的是风疹疫苗。而且，有很多人在小的时候患过出疹的疾病，但却不知道自己患的是风疹还是麻疹（图 121）。

麻疹主要通过空气传播，风疹则主要通过飞沫传播。在传染力方面，麻疹的更强，因此重症患者较多。但是，不要认为风疹是很简单的疾病，风疹会引发可怕的先天性风疹综合征。

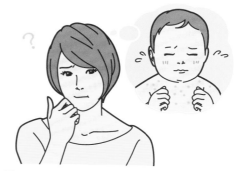

图 121　很多人不知道自己小时候患的是风疹还是麻疹

孕妇感染风疹，会对即将出生的婴儿产生影响

怀孕 20 周左右的孕妇免疫力低下，一旦感染风疹，会传染给子宫内的胎儿。出生后的婴儿会有多种先天缺陷的症状，我们把它称为先天性风疹综合征（图 122）。

由于孕妇感染的时期不同，先天性风疹综合征的严重程度和症状也各不相同。常见的先天缺陷有动脉导管未闭等先天性心脏畸形、白内障、原发性视网膜色素变性和耳背等。感染时间如果是怀孕后 1～2 个月，则引发白内障，3 个月则引发先天性心脏畸形，3～5 个月则容易引发耳背。除先天缺陷外，婴儿在新生儿期，还会出现出生体重偏轻、血小板减少性

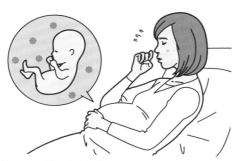

图 122　孕妇感染风疹会导致婴儿患上先天性风疹综合征

紫癜、溶血性贫血、黄疸、间质性肺炎和髓膜脑炎等症状。

接种疫苗可以预防先天性风疹综合征

1965 年，冲绳暴发风疹，患有先天性风疹综合征的儿童有 408 人。截至 2014 年 10 月 20 日，2013 年的大流行中，共报告有 41 人患有先天性风疹综合征，也许还有更多。毕竟耳背等症状在婴儿出生后不会立即表现出来。此外，还有的孕妇是不显性感染者，没有意识到自己已经感染，从而在政府调查的过程中，漏报了自己家孩子患有先天性风疹综合征的情况。

2014 年 10 月 20 日的调查报告显示，在 41 个患有先天性风疹综合征的婴儿母亲中，有 13 人未曾接种过疫苗，有 19 人回答不明（图 123）。预防风疹的弱毒疫苗不能给孕妇接种。即使过去接种过，只接种 1 次并不能产生有效的抗体，而且随着年龄的增长，抵抗力会降低。要预防先天性风疹综合征，怀孕前的女性、丈夫和家庭中的成年男性都必须要事先接种疫苗（图 124）。

日本厚生劳动省把 2020 年定为风疹消除年。所谓风疹消除是指没有风疹流行的状态。为了早一天实现这个

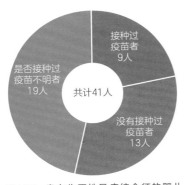

图 123　患有先天性风疹综合征的婴儿母亲的疫苗接种情况（2013 年—2014 年 10 月 20 日）

注：参照日本国立传染病研究所传染病发生动向调查通报的数据制作而成。

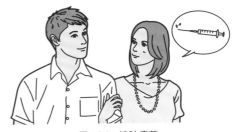

图 124　接种疫苗

目标，没有接种过风疹疫苗的人、对自己过去是否患过风疹记忆模糊的人都要接种风疹疫苗。

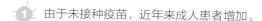 复习吧

1 由于未接种疫苗，近年来成人患者增加。

2 孕妇的感染会影响胎儿。

3 怀孕前的女性和成年男性都要积极接种疫苗。

27

肉毒杆菌症

肉毒杆菌可以产生毒性很强的毒素，导致食物中毒，严重时可以夺走人的生命。要注意避免婴儿之间的相互传染。

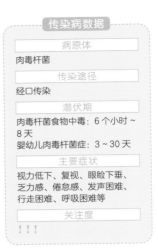

传染病数据

病原体
肉毒杆菌

传染途径
经口传染

潜伏期
肉毒杆菌食物中毒：6 个小时 ~ 8 天
婴幼儿肉毒杆菌症：3 ~ 30 天

主要症状
视力低下、复视、眼睑下垂、乏力感、倦怠感、发声困难、行走困难、呼吸困难等

关注度
！！！

罐头和真空包装的食物也有中毒的风险

肉毒杆菌症分为肉毒杆菌食物中毒（食饵性肉毒杆菌症）和婴幼儿肉毒杆菌症。肉毒杆菌食物中毒是指肉毒杆菌在食物中增殖后，产生毒性强的毒素，被人们食用后发病。

1984 年 6 月，日本 14 个都府县中，有 36 人相继出现手脚乏力、说话困难等症状，其中有 11 人因呼吸停止而死亡。这 36 人食用的是真空包装的芥末藕。一般来讲，引发食物中毒的细菌要在食物中增殖，空气是必不可少的，真空包装环境下很难生存。

然而，肉毒杆菌非常喜欢少空气或无空气的环境，是厌氧性细菌。因此，它们非常喜欢诸如瓶装、罐装和真空包装等少空气或无空气的食物。我们常常认为，真空包装等高密封性的食物比较安全，但也不能疏忽大意，尤其要注意那些没有经过高温加热杀菌的食物。此外，瓶装橄榄油、瓶装鱼子酱等容易引发肉毒杆菌食物中毒的食物在海外非常有名（图125）。

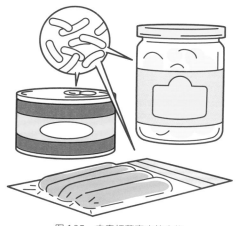

顺便说一下，肉毒杆菌一词来源于拉丁语，原本意思是香肠。据说，在没有罐头和真空包装的时代，很多人因为食用香肠而引发感染，之后便有了"肉毒杆菌"的说法。

图125 肉毒杆菌喜欢的食物

仅仅 500 克就可以导致人类灭亡的超强毒素

肉毒杆菌产生的毒素是目前已知的地球上毒性最强的（图126），仅仅 500 克就可以导致人类灭亡。因此，人们担心它可能会被用于生物恐怖袭击。据说，美国在第二次世界大战期间开始生产肉毒杆菌毒素，后在尼克松总统的命令下，才得以停止。

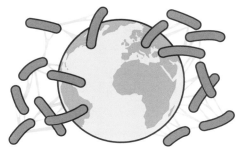

图126 肉毒杆菌产生的毒素

这一毒性极强、令人恐怖的毒素会作用于人的神经，极少量的情况下就可以麻痹全身的肌肉。初期症状表现为视力低下、看东西有重影、眼睑下垂等；之后，会出现手脚乏力、倦怠感、发声困难和行走困难等症状，严重者会因为呼吸困难而死亡。

早期症状可以通过注射肉毒杆菌抗毒素防止症状严重化。也有利用肉毒杆菌毒素研制的注射剂，这些药剂可以治疗眼睑和脸部的痉挛等症状，还被用于除皱整容等美容整形。

未满 1 周岁的婴儿禁止食用蜂蜜

蜂蜜的包装标签上写有这样的注意事项：请不要给未满 1 周岁的婴儿食用（图 127）。你知道吗？蜂蜜中含有极少量的肉毒杆菌。1 周岁以上的儿童食用是没有问题的，但是未满 1 周岁的婴儿食用蜂蜜，肉毒杆菌会在婴儿未发育好的消化道中增殖，可能会引发食物中毒和婴幼儿肉毒杆菌症。

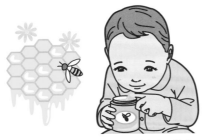

图 127　未满 1 周岁的婴儿禁止食用蜂蜜

婴幼儿肉毒杆菌症的症状表现为便秘、体力低下、吃奶力低下和哭声减弱等。此外，还会出现与肉毒杆菌食物中毒相同的症状，目前在日本未出现死亡病例。

1986 年，日本首次报告，发现婴幼儿肉毒杆菌症。第二年，厚生省发布"禁止婴儿食用蜂蜜"的规定后，这一规定逐渐被大众所熟知。基于此，1990 年以后，由食用蜂蜜引发的感染病例为零。近年来，"自家制蔬菜果汁""用于制作饮料的井水"等成了新的传染源，这些未作特别规定的事情逐渐成为问题。

28

疟疾

全世界有近 2 亿人感染疟疾，它是世界三大传染病之一。防止感染的最重要的对策是，注意不要被流行地区的蚊子叮咬。

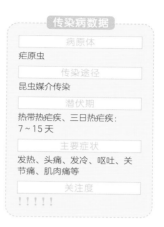

传染病数据
病原体
疟原虫
传染途径
昆虫媒介传染
潜伏期
热带热疟疾、三日热疟疾：7~15 天
主要症状
发热、头痛、发冷、呕吐、关节痛、肌肉痛等
关注度
！！！！！

不同疟疾的症状不同，有的疟疾可能会导致死亡、复发

疟疾是通过被携带疟原虫的疟蚊叮咬后感染的（图128）。依据疟原虫的种类，疟疾可分为热带热疟疾、三日热疟疾、四日热疟疾和卵圆形疟疾 4 种。2004 年以来，发现过由携带猴疟原虫的猴子引发的感染病例。包括猴子疟疾在内，目前已知的疟疾种类有 5 种。

多发的疟疾种类是热带

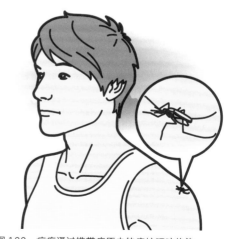

图128　疟疾通过携带疟原虫的疟蚊叮咬传染

热疟疾和三日热疟疾，最容易导致症状严重化。其中，死亡率最高的是热带热疟疾。

免疫力低的人一旦感染疟疾，潜伏期后，会出现发热和头疼等症状。因初期症状轻微，有时不会发现自己感染了疟疾。但是感染热带热疟疾的人一定要注意，一旦耽误治疗，会引发脑炎、肺水肿等多种并发症，进而导致死亡。

三日热疟疾和卵圆形疟疾在初次感染后，数周到数月的时间内有复发的可能。疟原虫在肝脏内处于休眠状态，有时疟原虫可能再次增殖而导致复发。

热带热疟疾以非洲、亚洲和太平洋热带地区为中心暴发，而在韩国和中国等温带地区，则是三日热疟疾比较流行。

世界上约有 1.98 亿人感染疟疾

在感染地区引发疟疾传播的疟蚊种类有 20 多种。这些疟蚊的活动时间是从傍晚微暗时刻到清晨。有些地区的疟蚊寿命很长，因为疟原虫可以在疟蚊的身体里充分的发育生长，所以它们的传染力极强。比如，在非洲生活的媒介蚊，寿命很长，喜欢吸食人的血液，属于吸血蚊。因此，全世界 90% 以上的疟疾死亡病例都出现在非洲。

除非洲外，疟疾在亚洲、大洋洲和中南美洲等很多地区也非常流行。截至 2014 年，疟疾已先后在 97 个国家（地区）出现感染病例。WHO 于 2014 年 12 月公布的数据显示，2013 年疟疾患者人数约为 1.98 亿人，其中死亡人数为 58.4 万人。

疟疾虽然是一种非常恐怖的传染病，夺走了很多人的生命，但可以预防也可以治疗。在世界各国的共同努力下，很多地区发病呈现急剧减少的趋势，而且 2000 年以后，死亡人数减少了 47%。但是目前面临的一个严重问题是药剂耐性，即以前的抗疟疾药物中有的药物失去了疗效。

今后，世界各国为了抑制和控制疟疾而不断努力。2007 年 5 月，为给各国提供一个展示努力成果的机会，WHO 把每年的 4 月 25 日定为"世界疟疾日"。

在非洲，平均每分钟就会有 1 个儿童死亡

2000 年以后，非洲儿童的死亡人数减少了 58%，但仍然很多。2013 年世界儿童的死亡人数约为 5.84 万人，其中 90% 出现在非洲，绝大多数都是生活在撒哈拉沙漠以南非洲的未满 5 周岁的儿童。儿童以平均每分钟 1 人的速度死亡。

像非洲这样感染者多的地区，在多次感染后，会部分获得免疫力。即使所获得的免疫力不能完全防止感染，但是却可以缓解症状，还可以避免死亡。因此，绝大多数的非洲死亡者都是没有免疫力的儿童。而在感染者少的国家，所有年龄段的人都有感染的风险。

日本一年的输入病例为 50 ~ 70 人

在日本也生活着疟蚊，截至 2015 年 7 月，从其生活地区和数量来看，疟疾流行（或复发）的风险很小。

日本国内报告的只有输入病例。1990 年开始有增加的趋势，到 2001 年，每年增加的人数都会超过 100 人。近年来，保持每年 50 ~ 70 人的速度增加，2013 年的输入病例只有 48 人，是历年来最低的。一般

情况下，三日热疟疾多见于亚洲，热带热疟疾多见于非洲（图 129）。

去疟疾流行地区旅行的人，为了避免在当地感染，同时也为了避免在回国后扩大感染，事先要做好万全的准备。

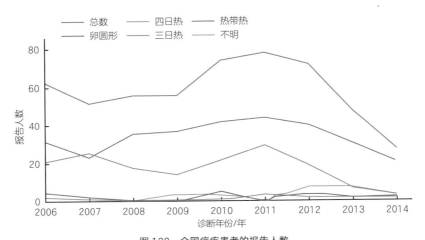

图 129　全国疟疾患者的报告人数

注：2006 年—2014 年第 26 周，参照日本国立传染病研究所的数据制作而成。

去疟疾流行地区旅行时，一定要做好预防措施

据统计，全世界大约有 3 万人旅行结束回国后，感染疟疾。由此看来，输入型疟疾病例是目前各国面临的大问题。

治疗时所使用的抗疟疾药物能有效地预防感染，希望大家在出国前服用。抗疟疾药物有多种，根据所滞留国家、时间和活动轨迹等的不同，所使用的药物也不同。但是不管哪种药物，都需要有医生的处方。出国去疟疾流行地区之前，一定要找医生商量一下抗疟疾药物服用的相关事宜。

不过，有的时候即使服用了抗疟疾药物，也会感染，所以要有很好的防蚊措施。比如，使用含有避蚊胺等有效成分的除虫喷雾或涂抹剂、在疟蚊活动的夜间避免肌肤的外露、穿着宽松的长袖衬衣、长裤子和袜子等（图130）。防止被蚊子叮咬是非常重要的。

住宿时，尽可能选择带有纱门窗和空调的住宿设施。在没有纱门窗的住宿设施住宿时，建议自带蚊帐。为防止在旅行地出现疑似疟疾的症状，事先调查好旅行地的医疗情况也是非常重要的。回国后一旦发热，请立即就诊。

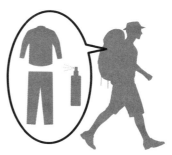

图130　防蚊措施

复习吧

1. 热带热疟疾容易引发严重症状，且死亡率很高。

2. 全世界有 1.98 亿人感染疟疾。

3. 日本一年的输入病例有 50～70 人。

4. 避免在疟疾流行地区被蚊子叮咬。

29

水痘

一般称为"水疱疮"，正式名称为水痘。一旦感染水痘，将来可能会引发带状疱疹。

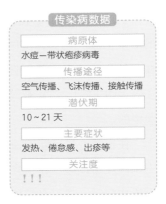

水痘的最大特点是出现伴有瘙痒的皮肤症状

水痘是由初次感染水痘－带状疱疹病毒引发的一种传染性疾病。水痘－带状疱疹病毒只感染人，在全世界都会引发感染。

水痘的症状表现为发热和伴有刺痒的出疹。潜伏期后，会出现发热的症状，继而在皮肤上出现红色的小疱疹，短时间内就可迅速变为水疱（皮下水肿）。小疱疹通常先出现在脸部和头皮，之后会扩散至躯干、手脚等部位。极少数情况下，会出现在鼻、口腔等部位的黏膜上。

水疱经脓疱后 3 天左右会结痂，3 周左右便可脱落痊愈。但是期间会不断出现新的小疱疹，皮肤上会反复出现小疱疹、水疱、脓疱和结痂的情况。其中，起水疱的时候是最刺痒难耐的，一旦结痂就会痊愈。

水痘症状在婴幼儿身上会比较严重。通常，健康的儿童症状轻微，成人的症状反而严重，还会引发肺炎等并发症，必须要住院治疗。免疫力低的人甚至会死亡，尤其要引起注意。

水痘在家庭内部感染的概率约为 90%

和结核病、麻疹一样，水痘也是通过空气传染的疾病（图 131）。除空气传染外，吸入打喷嚏的飞沫或者接触水疱里流出的汁液都可以引发感染。

从小疱疹出现后的 1 ~ 2 天开始到出现结痂，是水痘 - 带状疱疹病毒传染力最强的时期。即使水痘是儿童易感染的常见疾病（图 132），成人也不能疏忽大意。如果家庭里面有还未接种疫苗的人，在不知不觉中，就会感染水痘。虽说水痘的传染力比麻疹弱，但其在没有免疫力的家庭内部感染的概率约为 90%。

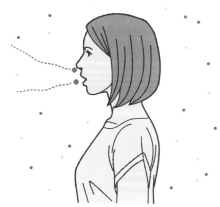

图 131　水痘是通过空气传染的疾病

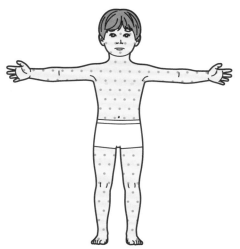

图 132　水痘是儿童易感染的常见疾病

2014 年 10 月开始，需要定期接种疫苗

通过注射水痘疫苗可以有效地预防水痘，日本政府规定，从 2014 年 10 月开始，需要定期接种疫苗。虽然从 1987 年开始就要求 1 岁以上的儿童接种疫苗，但因为并非强制性要求，所以接种率很低。结果导致近年来每年都会有约 100 万名患者出现。和麻疹一样，定期接种疫苗的规定颁布后，水痘患者的人数也在急剧减少。

水痘疫苗的接种对象是出生后 12～36 个月的婴幼儿（图 133）。接种标准是出生后 12～15 个月第一次接种，之后经过 3 个月以上（一般是 6～12 个月）再第二次接种。不按照标准随意接种的人，也要考虑接种次数，详细情况可以咨询各自的市町村（町是指乡镇，规模介于市和村之间）。

第一次	出生后12～15个月
第二次	第一次接种后经过3个月以上（一般是6～12个月）

图 133　出生后 12～36 个月的婴幼儿的水痘疫苗接种标准

水痘完全治愈后，病毒还会潜藏在体内

水痘其实也是一种疱疹。和口唇疱疹等我们熟知的单纯疱疹病毒传染病一样，水痘通常感染一次就会获得终生免疫，不会二次感染。但水痘 – 带状疱疹病毒却不会消失，会残留在体内，一般潜藏在神经末梢也就是神经节的部位。医学上称为潜伏感染，单纯疱疹病毒传染病同样也会出现潜伏感染。

一般情况下，潜藏在神经节的病毒处于休眠状态，平时不会出现任何的症状。一旦出现过劳、精神紧张和衰老等免疫力低的情况，病毒就会复活。复活的水痘－带状疱疹病毒会通过神经到达所支配的皮肤部位，引发皮肤感染，这叫作带状疱疹（图134）。感染水痘的所有人都有可能引发带状疱疹。

> 水痘完全治愈
>
> ▼
>
> 水痘－带状疱疹病毒潜藏在神经节，处于休眠状态
>
> ▼ 免疫力低
>
> 引发带状疱疹

图134　水痘完全治愈后，引发带状疱疹的过程示意

带状疱疹会引发身体单侧疼痛等症状

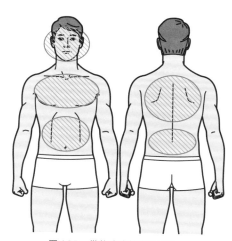

图135　带状疱疹的发病部位

带状疱疹通常只会出现在身体的右侧或左侧，呈带状扩散。多见于脸部、胸部和腹部等部位，有时也出现在背部、手、胳膊和脚等部位（图135）。免疫力低的时候会在多个部位同时出现，而且传染力会增强。

带状疱疹的最大特点是伴随疼痛。通常，疱疹出现的几天前，身体单侧就开始有一种针扎般的、麻酥酥的疼痛感。之后，疼痛的部位会出现红色的小疱疹，呈带状扩散的同时迅速变成水疱。水疱结痂脱落标志着带状疱疹完全治愈。

通常，从感到疼痛开始到完全治愈要花费数周到1个月的时间。皮

肤症状治愈后疼痛感就会消失，不过有些人的疼痛感会慢慢持续。这种疼痛是由神经损伤引发的，称为带状疱疹神经痛，常见于老年人和皮肤症状严重的人。

要尽早治疗水痘引发的严重症状

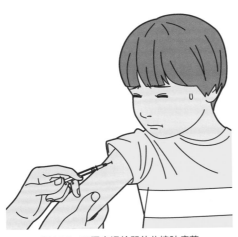

图 136　不要忘记给婴幼儿接种疫苗

一旦感染水痘，就可能会引发严重症状，甚至死亡；此外，还会终生携带水痘 - 带状疱疹病毒，引发带状疱疹。如果孕妇感染水痘，还会影响胎儿。为避免儿童没有免疫力就长大成人，家里有婴幼儿的人，一定不要忘记给他们接种疫苗（图 136）。

水痘一般会自然痊愈。

不过，如果挠破水疱，就会化脓留下疤痕，为避免挠伤，请剪短指甲。婴儿感染的时候，只要婴儿愿意，最好给他们戴上手套。退烧后可以洗澡，但为了不刺激皮肤，洗澡的时候尽量选择温水淋浴，时间不宜过长，快速洗净汗水即可。用毛巾擦拭的时候也要小心，以防擦破水疱。水疱里的汁液也是引发二次感染的原因。不管是患者还是患者家属，都要养成勤洗手的好习惯，这一点很重要（图 137）。

一旦感染水痘……
- 剪短指甲避免挠破水疱
- 选择温水淋浴，而且用毛巾擦拭的时候轻轻擦拭
- 患者和患者家属都要勤洗手

图 137　感染水痘的注意事项

复习吧

1. 症状的主要特点是发热和出疹。

2. 病毒的传染力很强，家庭内部感染的概率约为 90%！

3. 近年来，每年的水痘患者人数约为 100 万，但随着定期接种疫苗政策的实施，患者人数急剧减少。

4. 感染水痘的人可能会引发带状疱疹。

30

白癣

在潮湿闷热的梅雨季节容易引发白癣。近年来，甲癣等伴有瘙痒的白癣在逐渐增多。

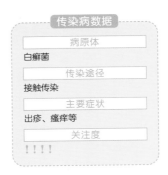

传染病数据	
病原体	
白癣菌	
传染途径	
接触传染	
主要症状	
出疹、瘙痒等	
关注度	
！！！！	

不仅是脚癣，白癣的种类有很多

白癣是正式的医学名称，是由感染一种叫作白癣菌的霉菌而引起的皮肤疾病。身体中最容易感染的部位是脚，在白癣中的占比为90%，脚部引发的白癣称为脚癣（图138）。此外，白癣还包括手癣、甲癣、腹股沟癣、头癣和体癣等。它们全部都是根据感染的部位而得名（表8）。

白癣菌喜欢温暖潮湿的环境，所以脚最容易感染。长时间穿透气性差的鞋子，

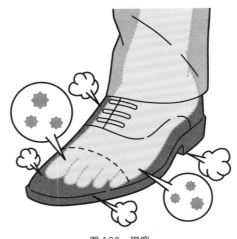

图138 脚癣

脚会感到闷热。在温度 15℃以上、湿度 70% 以上的环境中，白癣菌会非常活跃，迅速增殖，容易引发白癣。

很久以前，白癣被认为是男性的"专属"。但是近年来，爱好时尚且不管什么季节都穿长筒靴的女性增多，白癣也开始成为她们的烦恼。

表 8 白癣的种类

感染部位	病 名	俗称、别名
脚	脚癣	脚气
手	手癣	鹅掌风
指甲（趾甲）	甲癣	灰指甲
腹股沟	腹股沟癣	股癣
头	头癣	头皮癣
身体	体癣	钱癣

脚癣有 3 种类型，不知不觉中就可能感染

脚癣可分为 3 种类型（图 139）。发生最多的是在脚趾间的趾间型，脚趾间皮肤红红的、湿湿的，出现剥落或变白发胀的症状；排在第二位的是引发刺痒的小水疱型，脚底边缘和脚心会出现小小的水疱，最终会变成红色直至脱落。近年来，不断增多的是角质增殖型，脚底和脚后跟会粗糙干燥，厚厚的、硬硬的，皮肤出现剥落

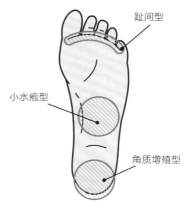

图 139 3 种类型的脚癣

的情况，有的人的脚后根还会出现裂纹。

实际上，角质增殖型脚癣是一种非常麻烦的皮肤疾病。因为大多数的角质增殖型脚癣不会出现瘙痒，所以很多人不会察觉到自己感染了脚癣，尤其是女性。很多女性经常做脚底护理，或者在干燥变硬的地方涂抹乳霜。如果采用以上方法，仍然还没有好转的迹象，就要考虑是否是脚癣。为避免恶化，请去皮肤科就诊。

白癣菌会把坚硬的指（趾）甲弄得脏烂不堪，要注意甲癣

甲癣（图 140）会感染手指甲和脚指甲，感染最多的还是脚指甲。一旦感染脚癣，就很容易感染甲癣。甲癣也没有瘙痒和疼痛的症状，指（趾）甲会变白变脏，还会变形，甚至会变少。

一到夏季，赤脚穿凉鞋的女性就多起来。趾甲的色泽和形状变差的话，很多人会很介意。但是介意归介意，与角质增殖型脚癣相似，很多人并没有意识到自己得了甲癣。

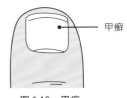

图 140　甲癣

白癣菌是一种传染力很强的真菌，可以把坚硬的指（趾）甲弄得脏烂不堪。白癣菌以一种叫作角质蛋白的蛋白质作为营养源，指（趾）甲和角质中就含有这种蛋白质。在日常生活中，如果因为没有意识到自己感染了甲癣而没有及时采取防护措施，可能会传染给家人和他人。

在澡堂、游泳池和体育馆感染的可能性最大

角质和指（趾）甲中潜藏着很多的白癣菌。如果出现干燥变成粉末

的角质剥落、指（趾）甲缺少、脱落等症状，就表明是由白癣菌引发的。如果赤脚踩白癣菌，它就会附着在脚上，引发感染。

常见的感染场所有澡堂、游泳池和体育馆。尤其是澡堂，因其温暖潮湿，更衣室的增鞋垫是白癣菌最喜欢的栖居之所。

家庭里的浴室垫、拖鞋（图 141）也要注意。外出的时候，有时也会换拖鞋。在医院等场所，为了预防感染，有的地方会要求人们把脱掉的拖鞋放入除菌机器中除菌。

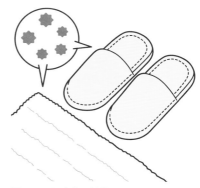

不仅是澡堂、拖鞋，感染白癣的人赤脚走过的所有地方，都可能引发感染。但没必要过度敏感。即使有白癣菌附着，也不会立即发病。

图 141　浴室垫、拖鞋中也可能含有白癣菌

洗澡的时候，会把附着的白癣菌清洗干净

即使身上附着着白癣菌，每天洗澡的时候把身体洗干净，也可以预防白癣。如果条件允许，最好是回家后立即洗脚。白癣菌的耐干燥性差，用浴巾仔细擦拭趾间，可以避免趾间潮湿，进而有效的预防白癣（图 142）。

不过，对于因患有糖尿病等疾病导致免疫力低的人来说，即使每天洗澡的时候把身体洗干净，也会引发感染。一旦皮肤出现异常且自己无法判断，最好能够尽早就诊，这样会比较放心。

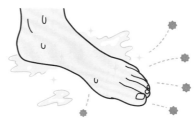

图 142　勤洗脚可以预防白癣

预防白癣感染的对策

涂抹药物可以有效地治疗白癣，但要注意的是，即使症状治愈也不能随意停止用药。为防止复发，必须严格按照医生指示的时间，认真地将药涂抹在患部。治疗白癣需要有耐心，尤其是甲癣，一旦严重，治疗起来就非常麻烦。即使涂抹和液体的药物全都使用，想要将其彻底治愈也是非常困难的。因为药物的有效成分很难进入白癣菌栖居的指（趾）甲中。

建议服用内服药治疗甲癣。指（趾）甲生长缓慢，服药期为几个月到 1 年。开始服药后，甲癣会从新长出的指（趾）甲处开始，一点点被治愈。要想完全治愈，一定要遵从医生的指示，耐心地接受治疗。如果家人中有人出现疑似白癣的症状，建议尽快就诊。全家人要一起接受治疗，这样白癣菌就很难在家人之间相互传染。

预防感染的对策是，不要赤脚在家中行走，要穿上袜子或拖鞋。最好每人一双拖鞋，避免共用。洗澡后，使用后的浴巾也不要潮湿着放置不管，要充分晾干（图 143）。

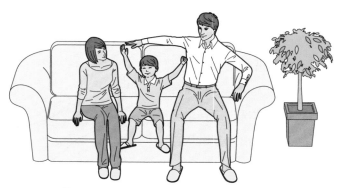

图 143　不要赤脚在家中行走，要穿上袜子或拖鞋

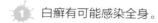 复习吧

① 白癣有可能感染全身。

② 要注意没有瘙痒的角质增殖型脚癣和甲癣。

③ 即使附着着白癣菌,每天好好洗澡也可以预防感染。

④ 一旦感染,需要耐心地接受治疗。

31

传染性红斑

传染性红斑是一种病毒性传染病，以"苹果症"之名被人们所熟知。传染性红斑多发于儿童，成人也会有感染，还会有母婴感染的危险。

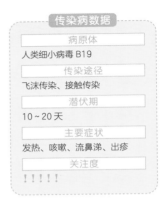

传染病数据
病原体
人类细小病毒 B19
传染途径
飞沫传染、接触传染
潜伏期
10～20 天
主要症状
发热、咳嗽、流鼻涕、出疹
关注度
！！！！！

多发于儿童，每 4～6 年是一个流行周期

"苹果症"的正式名称为传染性红斑。因其在出疹的时候两侧脸颊会像苹果一样红红的，在日本以"苹果症"之名被人们所熟知（图144）。

传染性红斑多发于婴幼儿和儿童，患者报告中感染最多的是 5～9

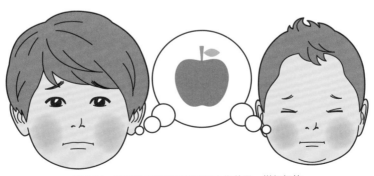

图 144　传染性红斑患者的脸颊会像苹果一样红红的

岁的儿童，其次是 0～4 岁的婴幼儿。大部分人会在长大成人之前感染且在感染后获得免疫力，也有的人是成人后才感染的。

　　传染性红斑的流行因年而异，通常每 4～6 年流行一次。作为病原体的人类细小病毒 B19，虽然其传染力比较弱，但在其流行周期内，仅仅几个月就可以扩散至整个日本。时隔 4 年之后，2015 年患者人数急剧增加。2015 年 5 月，东京发出一级警报，提醒人们注意传染性红斑正在流行。

潜伏期、出疹之前，病毒的传染力最强

　　潜伏期过后，传染性红斑引发的红色疱疹会出现在脸颊两侧（图 145），继而扩散至全身，导致身体和手脚部位出现网眼形状疱疹，这些疱疹通常会在 1 周左右就消失。不过，有些人的疱疹会

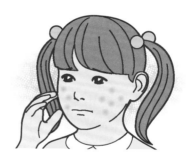

图 145　传染性红斑引发的红色疱疹出现在脸颊两侧

很长时间才消失，有些人在疱疹消失后，由于阳光照射、运动、发热和精神紧张等原因会复发。出现疱疹的时候，洗澡基本没有问题，但会出现瘙痒。因此，要避免洗澡水温度过高，即使出现瘙痒，也尽量不要抓挠。

　　红色疱疹出疹之前的 7～10 天，会出现发热、咳嗽和流鼻涕等类似感冒的症状，此时的病毒传染力最强；退烧后开始出现疱疹，此时传染力已经很微弱，几乎不会引发二次感染。但是出疹之前，很难察觉到自己已经感染传染性红斑，这可能会导致在幼儿园等场所引发集体性感染。

传染性红斑也会使成人引发关节炎，还要注意母婴感染

成人感染传染性红斑的时候，有些人也会出现和婴幼儿、儿童一样的红色疱疹。但有些人没有任何症状，有很多人会出现发热、手脚部位出疹和关节痛等症状。关节炎通常 1~2 周就可以痊愈，也有的患者会持续好几个月。

和风疹病毒一样，人类细小病毒 B19 会经由胎盘感染胎儿，怀孕或备孕的女性必须要注意。尤其在怀孕初期更要注意，一旦感染，会导致浮肿、贫血、胎儿异常（胎儿水肿），甚至会出现流产、死胎等情况（图 146）。

传染性红斑还没有有效的治疗药物和疫苗。勤洗手、养成良好的咳嗽礼仪是目前最好的预防对策。此外，还要注意尽量不接近患者。

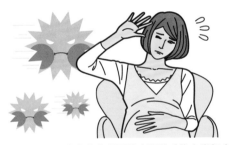

图 146　怀孕的女性必须要注意预防感染人类细小病毒 B19

32

轮状病毒感染

和诺如病毒一样，轮状病毒的传染力非常强。婴幼儿极易被感染，但周围的大人也不能疏忽大意！

传染病数据

病原体
轮状病毒

传染途径
接触传染（粪口传染）

潜伏期
2～4天

主要症状
腹泻、呕吐、发热、腹痛等

关注度
！！！！！

轮状病毒的流行在"花粉期"达到高峰

和诺如病毒一样，轮状病毒（图147）也会引发传染性肠胃炎。轮状一词来源于拉丁语，是"车轮"的意思。轮状病毒比诺如病毒大一倍，呈车轮形状。

诺如病毒肠胃炎每年11月份开始流行，11—12月份迎来高峰期。而轮状病毒肠胃炎从1月份左右开始流行，3—4月份迎来高峰期。只要记住"轮状病毒之后是花粉期"就可以了。

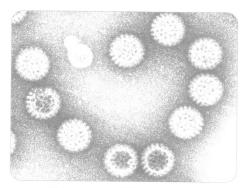

图147　电子显微镜下的轮状病毒
注：照片由日本国立传染病研究所提供。

　　与诺如病毒相比，轮状病毒更容易感染儿童，这是它的最大特点。
出生后 6 个月~2 岁的儿童最容易感染，全世界的儿童到 5 岁为止都
有感染发病的可能。顺便说一下，日本于 2011 年开始引进面向婴幼
儿的疫苗。但因为没有强制要求，所以接种比较随意，导致接种率很
低，患者人数并没有减少很多（图 148）。

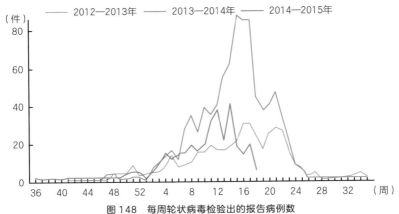

图 148　每周轮状病毒检验出的报告病例数

注：以 2012—2013 年、2013—2014 年、2014—2015 年 3 个时期为例，参照日本国立传
染病研究所的数据制作而成。

全世界每年约有 50 万儿童因该病死亡

　　轮状病毒在潜伏期后会引发反复腹泻、呕吐症状，患者甚至会陷入
脱水状态。多数情况下，患者会伴有发热、腹部不适等症状。轮状病毒
还会引发痉挛、肝功能异常、急性肾功能不全、脑病和心肌炎等并发
症，严重情况下，会导致患者死亡，全世界每年约有 50 万未满 5 岁的
儿童因该病死亡。其中，80% 的儿童来自医疗机构不完善的发展中国
家，日本极少出现死亡病例。

现在还没有抗轮状病毒的药物，但是可以采用对症疗法以减轻脱水、呕吐等症状。脱水状态严重会导致病情加重，此时必须打点滴或者住院治疗。一旦出现腹泻、呕吐等症状，需尽快服用口服补水液充分补充水分（图149），以免陷入脱水状态。

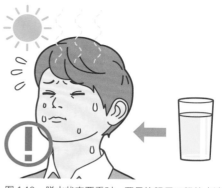

图149 脱水状态严重时，要尽快服用口服补水液

大人也要注意避免家庭内部的二次感染

和诺如病毒一样，轮状病毒的传染力非常强，10 ~ 100 个病毒就可以引发感染。虽说婴幼儿容易感染轮状病毒，但大人也需要注意。有的妈妈在看护儿童的时候被传染，之后家人也逐一被传染。

及时处理尿布和呕吐物、勤洗手，这些都是预防感染的有效方法。换尿布、处理呕吐物的时候要戴塑料手套，把它们装入塑料袋密封后再扔掉。如果赤手处理呕吐，手和指甲上会附着数亿个病毒，之后病毒经手进入口腔，引发感染。轮状病毒对酒精的抵抗力很强，所以处理呕吐物后，要在流水状态下使用肥皂把手彻底清洗干净。

33

梅毒

近年来，梅毒有增加的趋势，尤其是年轻女性的感染者在不断增多。和性伴侣一起预防、尽早治疗是非常重要的。

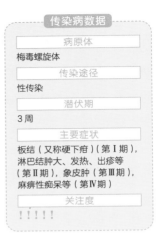

传染病数据		
病原体		
梅毒螺旋体		
传染途径		
性传染		
潜伏期		
3 周		
主要症状		
板结（又称硬下疳）（第 I 期），淋巴结肿大、发热、出疹等（第 II 期），象皮肿（第 III 期），麻痹性痴呆等（第 IV 期）		
关注度		
！！！！！		

梅毒不是以前就流行的，近年来感染者数量急剧增加

进行性行为或者有性接触的时候，梅毒螺旋体会通过伤口或黏膜侵入体内，引发感染。

梅毒于 15 世纪末侵袭欧洲，16 世纪中期从印度、中国传入日本。曾经，人们一度认为性传染病就是梅毒，可见梅毒是非常有代表性的性疾病。特别是在江户时代，梅毒在妓女之间蔓延，使很多的女性感到痛苦。

1943 年，美国的医生马奥尼等人使用青霉素成功地治愈梅毒。由于青霉素的有效使用，1948 年以后，日本的梅毒感染病例骤减。然而，1960 年代中期，梅毒又一次在全世界范围内大流行，日本也于 1987 年暴发，至于流行的原因是什么，却不得而知。在此期间，19 世纪 80 年代出现了 HIV 感染者。不知从何时开始，在人们的脑海中有了这样的印象——性传染病就是艾滋病。有不少人认为梅毒以前就流行的，其实它是从 2010 年才开始流行的（图 150）。

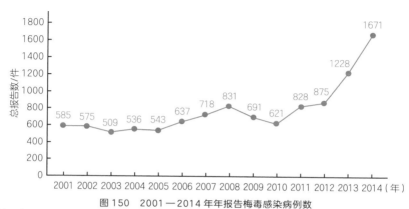

图 150 2001—2014 年年报告梅毒感染病例数

注：参照日本国立传染病研究所的数据制作而成。

10 ~ 20 岁的女性和 40 ~ 50 岁的男性感染者增加

以前，男性同性恋者是主要的梅毒感染者。近年来，随着异性间性行为的增多，梅毒感染者也逐渐增加，尤其是 40 ~ 50 岁的男性和 10 ~ 20 岁的女性增加得特别多（图 151）。

根据感染的时间不同，梅毒的症状可以分为第Ⅰ~Ⅳ期。尽早治疗的话，几乎不会发展到第Ⅲ~第Ⅳ期。但如果不及时治疗，时间久了就会引发神经性梅毒，非常危险。此外，还有的梅毒感染症状不明显，为无症状梅毒。感染无症状梅毒的人可能在自己还尚未意识到自己已感染的时候，就已经传染给了他人。

避免和不固定的多性伴侣以及传染力很强的第Ⅰ期、第Ⅱ期感染者发生性行为，是预防梅毒的基本对策。使用避孕套虽不能 100% 避免感

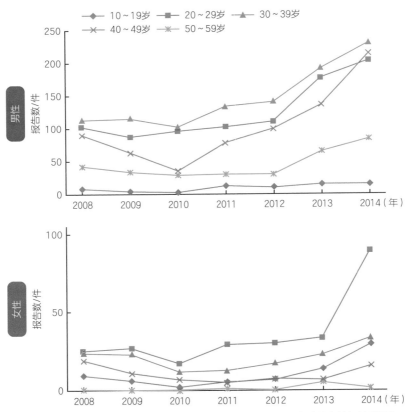

图 151　2008—2014 年早期症状明显的梅毒（第Ⅰ期、第Ⅱ期）感染者的年龄群报告
注：参照日本国立传染病研究所传染病发生动向调查的数据制作而成。

染，但却很有效。此外，要确认自己的性伴侣是否感染也非常重要。

　　孕妇一旦感染梅毒，就会通过胎盘传染给胎儿，引发先天性梅毒，导致流产、死胎，还会导致新生儿的皮肤产生病变。为守护婴儿的健康，可能怀孕的女性或者性伴侣，一定要注意预防梅毒感染。

附录 1

如何保护自己不被传染

01

守护人类健康的"常驻菌"

"除菌"的时候，你会过敏吗

现代日本正在如火如荼地开展"除菌"。商场里销售各种各样的除菌商品，如厨房用品、扫除用品等。日本人爱干净，爱干净的程度让外国人非常震惊。以前，关于智能手机的屏幕上都是细菌的话题引起了很大的反响。有没有人会过于神经质地去除菌（彻底地除菌）呢？

本来人体内就"住着"数量庞大的"常驻菌"。我们在抓电车、公交车上的拉手时，附着在手上的细菌几乎都是"常驻菌"（图152）。这些细菌已经牢牢地黏在了我们的手上。

比如，感染流感的人的飞沫（打喷嚏等）附着在拉手上，流感病毒就会附着在抓拉手的手上，从而引发接触传染（图153）。为防止这样的接触传染，必须要养成良好的咳嗽礼仪和勤洗手的好习惯。养成这样的好习惯，即使我们身边有细菌，也并不是那么恐怖。

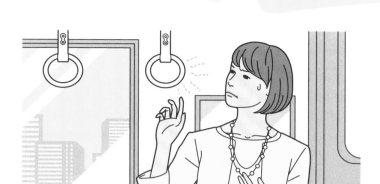

图 152 公交车或电车的拉手上附着大量的"常驻菌"

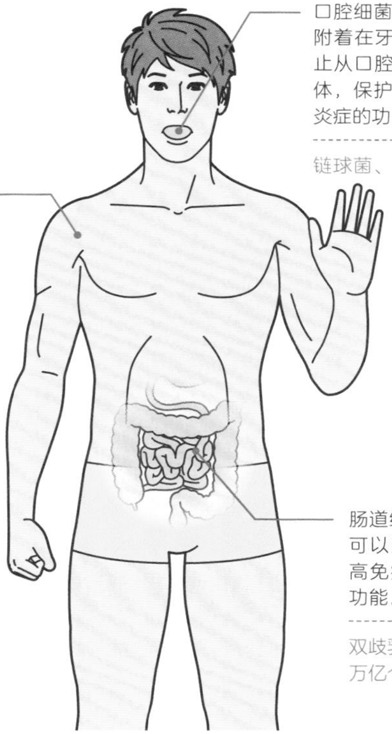

口腔细菌
附着在牙齿和口腔黏膜上，可以防止从口腔进入的无数病原菌进入人体，保护口腔；还有防止引发黏膜炎症的功能。

链球菌、念珠菌等 1000 亿个以上

皮肤"常驻菌"
可以防止病原菌等的侵入，保护皮肤；还可以防止霉菌等的增殖。

表皮葡萄球菌、
金黄色葡萄球菌
等约 100 万个

肠道细菌
可以防止病原体的感染；有提高免疫功能、促进消化吸收等功能。

双歧乳酸杆菌、大肠杆菌等 100 万亿个以上

图 153 常见的"常驻菌"及其功能

"常驻菌" 的来源及其 "职责"

原本在妈妈肚中的胎儿处于无菌状态，胎儿在通过产道的时候，或者出生后被环境中数量庞大的微生物污染后，很多的细菌会附着在婴儿的皮肤和黏膜上。"常驻菌"就是这些细菌的总称。皮肤、从食道到直肠的消化管、口腔、鼻腔和肛门等，只要是和外界接触的部位，都"住满"了"常驻菌"。它们和人体互利共生，负责抵御来自外界的病原菌。

也有的"常驻菌"本身有病原性，只要人体保持健康的免疫状态，就不会引发疾病。但是，如果"常驻菌"的平衡被打破（如抗生素的滥用等），使其侵入无菌脏器，就容易引发感染。

咳嗽礼仪与口罩的正确佩戴方法

你知道什么是"咳嗽礼仪"吗

没戴口罩咳嗽或打喷嚏的时候，肉眼看不见的小飞沫会飞散约 2 米远。不管是否生病，持续咳嗽或打喷嚏的时候请佩戴口罩。没戴口罩的时候，要有好的礼仪，注意不要让飞沫落到周围人的身上。为防止流感等所有通过飞沫传染的疾病扩散，建议养成良好的"咳嗽礼仪"（图154）。

为预防感染，请正确佩戴口罩

口罩一般分为家庭用口罩、医疗用口罩和工业用口罩 3 种，其中家庭用口罩与我们的关系最密切。家庭用口罩可分为纱布口罩和无纺布口罩两种，有平面型、褶皱型和立体型 3 种形状，各自都有各自的特点，

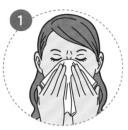

咳嗽或打喷嚏的时候，要用纸巾捂住口鼻，背向周围的人，可能的话建议远离 1 米以上

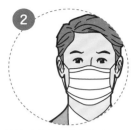

使用后的纸巾含有很多病毒等病原体，请立即扔进垃圾箱，最好使用带盖的垃圾箱

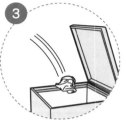

持续咳嗽或打喷嚏的时候，请佩戴口罩；厚生劳动省推荐使用一次性的无纺布口罩；口罩要正确佩戴

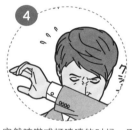

突然咳嗽或打喷嚏的时候，用袖子或上衣内侧捂住；用手捂住的时候，为避免附着在手掌上的病毒扩散，请立即洗手

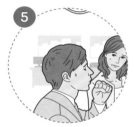

在办公室等场所，如果有人一直咳嗽，请他（她）佩戴口罩

图 154　你应该知道的"咳嗽礼仪"

预防感染建议使用无纺布口罩。如果有感冒用口罩和花粉用口罩的话，建议使用感冒用口罩，选择适合自己脸型的尺寸（图 155）。

虽然戴口罩也不能完全防止吸入飘浮在空气中的病毒，但是戴口罩可以防止人们用手触摸口鼻，这也是戴口罩的好处之一。比如，流感病毒是一种非常耐干燥性的病毒，一旦用附着病毒的手触摸口鼻，会立即引发感染，此时戴口罩的话就可以很好地预防。

一次性的无纺布口罩最好 1 天换 1 个。长时间使用同一个口罩，虽然外观上可能没什么变化，但是会导致杂菌繁殖。尤其要注意口罩的表

平面型	褶皱型	立体型
● 使用天然棉织物的一般性纱布口罩 ● 有很好的保温性和保湿性，可以有效避免喉咙干燥 ● 近年来，口罩中缝进了特殊的过滤材料，可以有效防止花粉颗粒的入侵等	● 没有压迫感，把褶子扩大后呼吸也变得顺畅 ● 可以很好地调整从鼻到下巴的长度 ● 可以灵活地应对口腔的活动，说话的时候也不会偏离	● 具有与面部形状相吻合的设计，没有任何空隙，非常适合人的脸型 ● 在口罩和口腔之间留有一定的空间，很少会出现呼吸困难、说话难受的情况

图 155　口罩的形状和特点

面。戴着口罩的时候，尽量不要经常用手触摸口罩，因为口罩的表面上附着大量的病毒和细菌。摘口罩的时候，用手指摘掉挂在耳朵上的带子，不要触碰口罩表面。摘下来的口罩要立即扔掉，之后要好好洗手（图 156）。

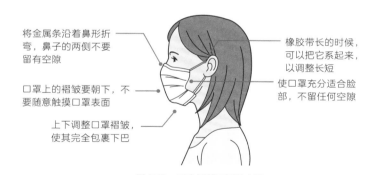

将金属条沿着鼻形折弯，鼻子的两侧不要留有空隙

口罩上的褶皱要朝下，不要随意触摸口罩表面

上下调整口罩褶皱，使其完全包裹下巴

橡胶带长的时候，可以把它系起来，以调整长短

使口罩充分适合脸部，不留任何空隙

图 156　正确佩戴口罩的方法

注：参照日本厚生劳动科学研究 A/H1N1 新型流感对策制作而成。

03

你会正确洗手吗

在流水状态下使用肥皂洗手，是预防传染病的基本对策

我们在日常生活中会习惯性洗手，如吃饭前、如厕后、回家时。有儿童的家庭，父母经常会教育儿童说："从外面回来的时候首先要洗手，吃零食之前要记得洗手哟。"日本的儿童从很早以前就开始在家庭和学校接受洗手等卫生教育（图157）。

"洗手"是我们日常最熟悉的也是最简单的预防传染病的对策。不过，仅仅用水洗一下的话，附着在皮肤上的细菌和病毒是清洗不干净的。洗手的时候，最好在流水状态下用肥皂洗。即使用普通的肥皂，花20~30秒的时间仔细认真清洗，效果也非常明显。洗手的要点是仔细认真清洗，以避免漏洗。即使原本想着仔细认真清洗，仍然会有意外漏洗的部位，如手指缝、手腕等部位（图158）。想必很多人在如厕后只

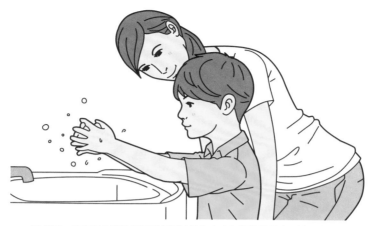

图 157 日本的儿童从很早以前开始就在家庭和学校接受洗手等卫生教育

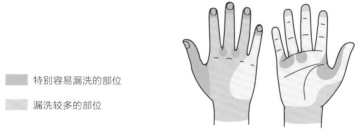

特别容易漏洗的部位

漏洗较多的部位

图 158 常常漏洗的部位

注：大拇指、指尖和指缝是特别容易漏洗的部位；指甲尖、指甲缝和指甲根部的软皮也要仔细认
真清洗。

用水清洗手吧。此时，还是建议大家要掌握在流水状态下用肥皂洗手的
正确步骤。

在使用酒精类消毒剂的时候，要注意什么呢

在医院和办公大楼的入口处，会放置酒精类消毒剂，你见过吗？在
无法用肥皂和流水洗手的环境下，使用酒精类消毒剂是预防传染病最

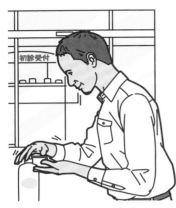

图 159　酒精类消毒剂的使用方法

有效的对策。然而，对酒精有很强抵抗力的病毒（如诺如病毒等），酒精类消毒剂（图 159）对它们却没有任何效果。不管怎样，基本上还是建议使用"肥皂＋流水"的方法预防传染病（图 160）。有盥洗室的话，建议优先使用"肥皂＋流水"的洗手方法。

人们常常认为，只要把酒精类消毒剂涂抹在手上，就可以简单地预防感染。但如果涂抹方法不正确，即使涂抹了，也没有任何作用。取各个制造商规定的使用量放入掌心，揉搓直至消毒液完全变干、渗入皮肤，这是使用酒精类消毒剂的要点。和"肥皂＋流水"的洗手方法一样，使用酒精类消毒剂要掌握正确的步骤。

有的人担心"酒精类消毒剂会损伤肌肤"，使用的时候会用水稀释消毒剂，但是酒精浓度降低后，杀菌效果会大打折扣。皮肤对酒精类消毒剂敏感、手部容易皲裂的人，一定不要过多地使用酒精类消毒剂，尤其是在手容易皲裂的冬季。手一旦皲裂，之后不管怎么洗，都会变得粗糙，起到相反的效果。而且如果手出现皲裂，皮肤的防御功能就会降低，细菌和病毒也会趁机侵入体内，必须十分注意（图 160）。

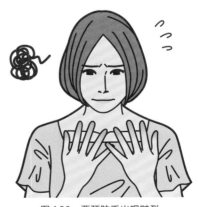

图 160　要预防手出现皲裂

正确的洗手方法

　　用肥皂或洗手液轻搓至起泡后，按照图 161 的步骤清洗。要注意容易漏洗的部位，花 20～30 秒的时间仔细认真清洗。

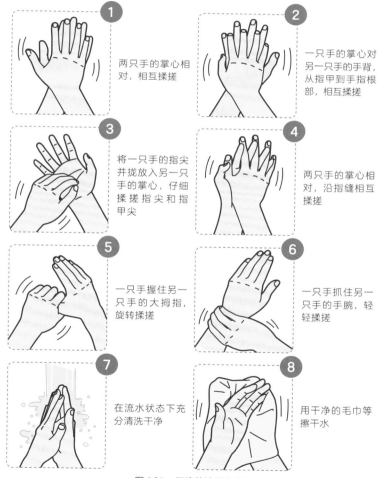

1 两只手的掌心相对，相互揉搓

2 一只手的掌心对另一只手的手背，从指甲到手指根部，相互揉搓

3 将一只手的指尖并拢放入另一只手的掌心，仔细揉搓指尖和指甲尖

4 两只手的掌心相对，沿指缝相互揉搓

5 一只手握住另一只手的大拇指，旋转揉搓

6 一只手抓住另一只手的手腕，轻轻揉搓

7 在流水状态下充分清洗干净

8 用干净的毛巾等擦干水

图 161　正确的洗手方法

使用酒精类消毒剂的正确步骤

取适量的酒精类消毒剂放入掌心，揉搓直至消毒液完全变干、渗入皮肤。按照图 162 的步骤，仔细认真且快速地进行。

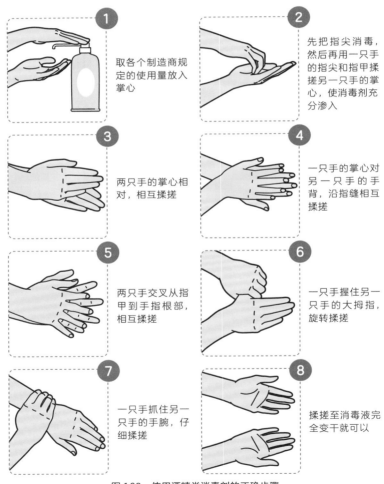

1 取各个制造商规定的使用量放入掌心

2 先把指尖消毒，然后再用一只手的指尖和指甲揉搓另一只手的掌心，使消毒剂充分渗入

3 两只手的掌心相对，相互揉搓

4 一只手的掌心对另一只手的手背，沿指缝相互揉搓

5 两只手交叉从指甲到手指根部，相互揉搓

6 一只手握住另一只手的大拇指，旋转揉搓

7 一只手抓住另一只手的手腕，仔细揉搓

8 揉搓至消毒液完全变干就可以

图 162　使用酒精类消毒剂的正确步骤

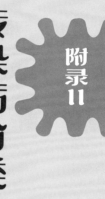

附录11

传染病分类与数据

传染病法中的传染病分类

本表是依据传染病法制作的传染病分类表，可以作为预防疾病流行、蔓延的参考对策。希望本分类表对医疗从业者和普通大众了解传染病的相关信息有所帮助。

一类传染病

根据感染时症状的严重性综合考虑，此类传染病的危险性极高。

埃博拉出血热

克里米亚－刚果出血热

天花（痘疮）

南美出血热

鼠疫

马尔堡病毒病

拉沙热

二类传染病

根据感染时症状的严重性综合考虑，此类传染病的危险性较高。

小儿麻痹症（急性脊髓灰质炎）

结核病

白喉

严重急性呼吸综合征（SARS）

中东呼吸综合征（MERS）

禽流感（H5N1）

禽流感（H7N9）

三类传染病

从感染时症状的严重性程度方面考虑，此类传染病的危险性不高，但在感染此类传染病的特定职业从业者上班期间，会引发集体性感染。

霍乱

细菌性痢疾

肠出血性大肠杆菌 O157

伤寒

副伤寒

四类传染病

此类传染病几乎不会出现人传人的情况，而是以动物或食物为媒介引发感染。因此，采取对动物或饮食进行消毒或当作垃圾丢弃等措施是必要的。

E 型肝炎

西尼罗热（含西尼罗脑炎）

A 型肝炎

棘球绦虫病

黄热病

鹦鹉热

鄂木斯克出血热

回归热

科萨努尔森林病

Q 热

狂犬病

球孢子菌病

猴痘

发热伴血小板减少综合征（SFTS）

肾综合征出血热

西方马脑炎

蜱媒脑炎

动物炭疽病

基孔肯雅热

恙虫病

登革热

东方马脑炎

禽流感（H5N1 和 H7N9 除外）

尼帕病毒传染病

日本斑疹热

日本脑炎

汉坦病毒传染病

B 病毒病

鼻疽病

布鲁杆菌病

委内瑞拉马脑炎

亨德拉病毒传染病

斑疹伤寒

肉毒杆菌症

疟疾

兔热病（土拉菌病）

莱姆病

莫科拉丽沙病毒传染病

裂谷热

类鼻疽

革兰氏阴性需氧杆菌病

钩端螺旋体病

落基山斑疹热

五类传染病 ※1

基于传染病发生动向调查的结果，要向普通国民和医疗相关人员提供并公开此类传染病的必要信息，以防此类传染病的发生和扩大。

阿米巴痢疾

病毒性肝炎
（戊型肝炎和甲型肝炎除外）

耐碳青霉烯类肠杆菌科细菌传染病

急性脑炎（西尼罗脑炎、西方马脑炎、蜱媒脑炎、东方马脑炎、日本脑炎、委内瑞拉马脑炎及裂谷热除外）

隐孢子虫病

克罗伊茨费尔特－雅各布病

重症溶血性链球菌传染病

获得性免疫缺陷综合征

蓝氏贾第鞭毛虫病

侵袭性流感嗜血杆菌传染病

侵袭性脑膜炎菌传染病

侵袭性肺炎链球菌传染病

水痘（仅限需要住院的水痘患者）

※1：五类传染病中的 H15.11.5 全部是由四类传染病变化而来。

先天性风疹综合征

梅毒

播散性隐球菌病

破伤风

耐万古霉素肠球菌

风疹

麻疹

耐药性不动杆菌传染病

流感（禽流感及新型流感等传染病除外）

呼吸道合胞病毒传染病

咽结膜炎

A 群溶血性链球菌咽炎

诺如病毒传染病（传染性胃肠炎）

水痘

手足口病

传染性红斑

突发性出疹

百日咳

疱疹性咽峡炎

流行性腮腺炎

急性出血性结膜炎

流行性角结膜炎

衣原体肺炎（鹦鹉热除外）

细菌性脑膜炎（流感杆菌、脑膜炎菌和肺炎链球菌等引发的脑膜炎除外）

支原体肺炎

无菌性脑膜炎

传染性肠胃炎（仅限病原体是轮状病毒的肠胃炎）

生殖器衣原体传染病

生殖器疱疹

尖锐湿疣

淋球菌传染病

耐青霉素肺炎链球菌传染病

抗甲氧西林金黄色葡萄球菌传染病

耐药性绿脓杆菌传染病

新型传染病 [2]

此类传染病可以人传人，已出现的此类传染病及其症状有明显不同，危险性极高。

新型流感

再发型流感

---

[2]：新型流感等传染病。

传染病数据一览表

为防患于未然，事先知道各种传染病的传染途径、症状等基本信息是非常重要的。本一览表是本书中所介绍的 33 种传染病的基本数据的一个汇总，希望对大家有帮助。

埃博拉出血热

【病原体】埃博拉病毒

【传染途径】接触传染、少数飞沫传染

【潜伏期】2～21 天（通常 7 天左右）

【主要症状】发热、呕吐、腹泻、头痛、各部位出血等

登革热

【病原体】登革病毒

【传染途径】昆虫媒介传染

【潜伏期】2～15 天（多数为 3～7 天）

【主要症状】发热、头痛、关节痛、出疹等

发热伴血小板减少综合征

【病原体】SFTS 病毒

【传染途径】媒介传染

【潜伏期】6～14 天

【主要症状】发热、腹泻、腹痛、淋巴结肿大、出血症状等

中东呼吸综合征

【病原体】MERS 冠状病毒

【传播途径】飞沫传播、接触传播

【潜伏期】2 ~ 14 天

【主要症状】发热、咳嗽、气喘等

呼吸道合胞病毒传染病

【病原体】RSV 病毒

【传播途径】飞沫传播、接触传播

【潜伏期】2 ~ 8 天

【主要症状】发热、流鼻涕、头痛、咽喉痛、有倦怠感等

流感

【病原体】流感病毒

【传播途径】飞沫传播、接触传播

【潜伏期】1 ~ 3 天

【主要症状】发热、头痛、全身有倦怠感、肌肉痛、关节痛、咳嗽、流鼻涕等

病毒性肝炎

【病原体】甲型肝炎病毒、乙型肝炎病毒、丙型肝炎病毒、戊型肝炎病毒

【传染途径】

甲型肝炎——经口传染

乙型肝炎——血液传染、性传染

丙型肝炎——血液传染、性传染

【潜伏期】

甲型肝炎——2 ~ 6 周

乙型肝炎——1 ~ 6 个月

丙型肝炎——2 ~ 6 个月

戊型肝炎——2 ~ 9 周

【主要症状】有倦怠感、食欲不振、恶心、想吐、黄疸、发热等

艾滋病

【病原体】HIV 病毒

【传染途径】性传染、母婴传染等

【发展为艾滋病的潜伏期】数年~十数年

【主要症状】属于免疫缺陷性传染病，症状各异

狂犬病

【病原体】狂犬病毒

【传染途径】被感染病毒的狗等动物咬伤

【潜伏期】1～3 个月（也有 1 周以内、1 年以上的情况）

【主要症状】头痛、想吐、发热、精神错乱、产生幻觉、怕水、怕风等

蛲虫病和其他寄生虫传染病

【病原体】蛲虫、异尖线虫、阔节裂头绦虫等

【传染途径】经口传染

【主要症状】

蛲虫病——瘙痒

异尖线虫病——剧烈腹痛等

阔节裂头绦虫病——贫血

重症溶血性链球菌传染病

【病原体】A 群溶血性链球菌

【传染途径】不明

【潜伏期】2～5 天

【主要症状】喉咙痛、四肢痛、发热、急性出血等

结核病

【病原体】结核杆菌

【传染途径】空气传染

【主要症状】咳嗽、起痰、发热、盗汗、全身有倦怠感、体重减轻等

食物中毒

（肠道出血性大肠杆菌 O157）

【病原体】肠道出血性大肠杆菌

【传染途径】经口传染

【潜伏期】2～7 天

【主要症状】腹痛、腹泻、血便、呕吐、发热等

食物中毒

（弯曲杆菌、沙门氏菌、韦氏梭状芽孢杆菌）

【病原体】弯曲杆菌、沙门氏菌、韦氏梭状芽孢杆菌

【传染途径】经口传染

【主要症状】腹泻、腹痛、呕吐等

虱子

【病原体】头虱、体虱、阴虱

【主要症状】剧烈瘙痒

单纯疱疹病毒传染病

【病原体】单纯疱疹病毒 1 型、2 型

【传染途径】接触传染

【主要症状】水疱、溃疡、发热等

天花

【病原体】天花病毒

【传染途径】飞沫传染、接触传染

【潜伏期】7～16 天

【主要症状】发热、头痛、出疹等

夏季流感

（咽结膜炎、手足口病和疱疹性咽峡炎）

【病原体】

咽结膜炎——腺病毒

手足口病——肠病毒属

疱疹性咽峡炎——肠病毒属

【传染途径】飞沫传染、接触传染

【潜伏期】

咽结膜炎——5～7 天

手足口病——3～5 天

疱疹性咽峡炎——2～4 天

【主要症状】发热、喉咙痛等

诺如病毒传染病

【病原体】诺如病毒

【传染途径】经口传染、接触传染、飞沫传染

【潜伏期】24～48 小时

【主要症状】呕吐、腹泻、腹痛、少数轻微发热等

麻疹

【病原体】麻疹病毒

【传染途径】空气传染

【潜伏期】10～12 天

【主要症状】发热、出疹、咳嗽、流鼻涕、喉咙痛等

风疹

【病原体】风疹病毒

【传染途径】飞沫传染

【潜伏期】2～3 周

【主要症状】发热、出疹、淋巴结肿大等

肉毒杆菌症

【病原体】肉毒杆菌

【传染途径】经口传染

【潜伏期】肉毒杆菌食物中毒——6 小时～8 天

婴幼儿肉毒杆菌症——3～30天

【主要症状】视力低下、复视、眼睑下垂、乏力感、倦怠感、发声困难、行走困难、呼吸困难等

疟疾

【病原体】疟原虫

【传染途径】昆虫媒介传染

【潜伏期】热带热疟疾、三日热疟疾——7～15天

【主要症状】发热、头痛、发冷、呕吐、关节痛、肌肉痛等

水痘

【病原体】水痘—带状疱疹病毒

【传染途径】空气传染、飞沫传染、接触传染

【潜伏期】10～21天

【主要症状】发热、倦怠感、出疹等

白癣

【病原体】白癣菌

【传染途径】接触传染

【主要症状】出疹、瘙痒等

传染性红斑

【病原体】人类细小病毒B19

【传染途径】飞沫传染、接触传染

【潜伏期】10～20天

【主要症状】发热、咳嗽、流鼻涕、出疹

轮状病毒传染病

【病原体】轮状病毒

【传染途径】接触传染（粪口传染）

【潜伏期】2～4天

【主要症状】腹泻、呕吐、发热、腹痛等

梅毒

【病原体】梅毒螺旋体

【传染途径】性传染

【潜伏期】3周

【主要症状】板结（又称硬下疳）（第Ⅰ期），淋巴结肿大、发热、出疹等（第Ⅱ期），象皮肿（第Ⅲ期），麻痹性痴呆等（第Ⅳ期）

03

参考文献

［1］厚生劳动省．［EB/OL］http://www.mhlw.go.jp/.

［2］厚生劳动省检疫所．［EB/OL］http://www.forth.go.jp/.

［3］内阁府．食品安全委员会．［EB/OL］http://www.fsc.go.jp/.

［4］日本政府观光局．［EB/OL］http://www.jnto.go.jp/jpn/.

［5］国立传染病研究所．［EB/OL］https://www.niid.go.jp/niid/ja/.

［6］国立研究开发法人．国立国际医疗研究中心肝炎情报中心．［EB/OL］http://www.kanen.ncgm.go.jp/.

［7］东京都传染病情报中心．［EB/OL］http://idsc.tokyo-eiken.go.jp/emi/.

［8］大阪府传染病情报中心．［EB/OL］http://www.iph.pref.osaka.jp/.

［9］横滨市卫生研究所．［EB/OL］http://www.city.yokohama.lg.jp/kenko/eiken/.

［10］一般社团法人．东京都食品卫生协会．［EB/OL］http://www.toshoku.or.jp/.

［11］一般社团法人．日本旅行协会．［EB/OL］http://www.jata-net.or.jp/.

［12］公益财团法人．结核病预防协会．［EB/OL］https://www.jatahq.org/.

［13］白元株式会社．［EB/OL］http://www.hakugen-earth.co.jp/.

［14］GSK 株式会社．疱疹情报网．［EB/OL］http://herpes.jp/index.html.

［15］人畜共患传染病研究会．［EB/OL］http://www.hdkkk.net/.

［16］今村显史．感染症に强くなる 17 日间菌トレブック［M］．医学书院

［17］Mary Dobson. Disease 人类を袭った 30 の病魔［M］．医学书院

［18］日本疾病研究会．最新版 人类を灭ぼす感染症ファイル［M］．竹书房

［19］田代眞人・岡田晴恵. 知ろう！防ごう！インフルエンザ ③感染症と医学の歴史［M］. 岩崎書店

［20］Sally M. 生命科学の今を知る ①感染症ウイルスたちとのたたかい［M］. 文渓堂

［21］生田哲. 感染症と免疫のしくみ［M］. 日本実業出版社

［22］藤村響男ほか. 感染対策まるわかりガイド［M］. 学研メディカル秀潤社

［23］本田徹ほか. アジア旅行者のための感染症対策［M］. 連合出版

［24］亀田高志. 図解 新型インフルエンザ対策 Q&A［M］. エクスナレッジ

［25］月刊雑誌. 看護学生［J］. メヂカルフレンド社

图书在版编目（CIP）数据

直面传染病——影响人类的 33 种常见传染病 /（日）今村显史主编；
陈宝剑译 . -- 北京：中国科学技术出版社，2021.7
ISBN 978-7-5046-8770-8

I. ①直… II. ①今… ②陈… III. ①传染病防治 IV. ① R183

中国版本图书馆 CIP 数据核字（2020）第 269775 号

Original Japanese title: ZUKAI SHITTEOKUBEKI KANSENSHO 33 GENIN・SHO
JO・YOBOHO Copyright © 2015 domu
Original Japanese edition published by Seito−sha Co., Ltd.
Simplified Chinese translation rights arranged with Seito−sha Co., Ltd.
through The English Agency (Japan) Ltd. and Shanghai To−Asia Culture Co., Ltd.

著作权合同登记号：01-2021-3504

策划编辑	符晓静　王晓平	
责任编辑	王晓平	
封面设计	沈　琳	
正文设计	中文天地	
责任校对	张晓莉	
责任印制	徐　飞	

出　　版	中国科学技术出版社	
发　　行	中国科学技术出版社有限公司发行部	
地　　址	北京市海淀区中关村南大街 16 号	
邮　　编	100081	
发行电话	010-62173865	
传　　真	010-62173081	
网　　址	http://www.cspbooks.com.cn	

开　　本	880mm×1230mm　1/32	
字　　数	170 千字	
印　　张	6.5	
版　　次	2021 年 7 月第 1 版	
印　　次	2021 年 7 月第 1 次印刷	
印　　刷	北京博海升彩色印刷有限公司	
书　　号	ISBN 978-7-5046-8770-8 / R・2656	
定　　价	58.00 元	